JN417241

스파뷰티테라피

김봉인 김명숙 장태수 최성임
강신옥 허은영 홍란희 황금순 지음

정담미디어

| 저자명단 |

김봉인 (수원여자대학)

김명숙 (성신여자대학교 문화사업대학원)
장태수 (서라벌대학)
최성임 (안산1대학)
강신옥 (신성대학)
허은영 (신흥대학)
홍란희 (동서울대학)
황금순 (동명대학교)

스파뷰티테라피

첫째판 1쇄 인쇄 | 2006년 2월 20일
첫째판 1쇄 발행 | 2006년 3월 10일
2쇄 발행 | 2009년 3월 10일

지은이 | 김봉인, 김명숙, 장태수, 최성임, 강신옥, 허은영, 홍란희, 황금순
발행인 | 김태진
발행처 | 정담미디어
주 소 | 서울시 송파구 가락동 10-2 동원빌딩 3층(우138-160)
Tel. 02-3401-6669, 6608 Fax. 02-3401-6618
E-mail. jd6669@chol.com
http://www.jdmpub.com
출판등록번호 | 제22-707호

가격 23,000원
ISBN 89-91522-69-6

* 이 책은 정담미디어와 저작권자와의 계약에 따라 발행한 것이므로
본사의 허락 없이는 어떠한 형태나 수단으로도 이 책의 내용을 사용하지 못합니다.
* 잘못된 책은 바꾸어 드립니다.

머리말

물을 이용한 건강법인 스파(Spa)의 역사는 실로 오래되었지만, 웰빙을 구가하는 시대적 요구와 맞물려 최근 들어 빠른 속도로 건강인구의 관심을 모으기 시작했다.

의식주를 해결하는 차원을 넘어서 보다 건강하고 행복한 삶을 추구하려는 현대인들의 노력은 신체적, 정신적 건강과 아울러 미적 가치추구에까지 관심의 폭이 넓어지고 있다.

평균수명이 늘어난 현대인들에게 있어서 건강한 아름다움에의 추구는 건강 최대 관심사가 아닐 수 없다.

이에 현대적 의미의 스파라는 새로운 영역의 트렌드가 부각되기 시작했는데, 생활수준의 향상과 물질적 풍요로움 속에서 각종 스트레스로 인한 병리적 원인이 증가되어 자신의 건강에 대한 지대한 관심이 날로 심화되고, 진정한 자아의 성찰을 수반하는 보다 심미적인 건강관리에까지 관심이 이르게 되었다. 현재 국내 대학에서도 스파 관련 학과와 교과목들이 서서히 그 윤곽을 드러내고 있고 스파 전문가를 육성하는 기관들도 늘어나고 있는 추세이다.

이런 사회 현상에 발맞추어 피부미용이라는 전문영역에서 이에 관한 다양한 정보와 전문지식이 요구되는 가운데 전공서적의 필요성을 느끼게 되어, 미흡하나마 나름대로 시작의 의미를 담은 책을 마련하게 되어 작은 기쁨을 느낀다.

가능한 많은 그림과 사진을 실어서 이해를 도우려 했고, 피부미용을 전공하는 학생을 비롯하여 이 분야에 관한 관심이 있는 여러분들에게 조금이나마 유용한 자료가 되기를 바란다.

스파의 기본적인 이론 배경에다 현장에서의 임상과 경험을 토대로 좋은 지침서를 만들고 싶다는 생각만으로 시작하였으나 책을 펴내게 된 시점에서 되돌아 볼 때 좀 더 많은 탐구와 노력이 필요했다는 것을 인정하지 않을 수 없는 아쉬움을 느낀다. 부족한 점도 있겠지만 이 책을 스파의 실용서 개념으로 보아 주시기를 바라며, 이 책이 밑거름이 되어 추후 더 많은 연구와 보완이 이루어진 연구문헌과 심화 전공

서들이 활발하게 발표되기를 바란다. 아울러 처음의 의지대로 만들어내지 못한 부족함들에 대해 여러분의 따뜻한 이해와 충고를 바란다.

스파 산업의 외형적 발전뿐만 아니라, 학문적 내실도 기할 수 있도록 일익을 담당해야겠다는 의욕과 함께, 아울러 보다 충실한 내용의 개·보정판을 약속드리며 이 책이 나오기까지 도움을 주셨던 분들께 이 면을 통해 감사드리고, 특히 회사의 시설과 자료까지 제공하시며 물심양면 지원을 아끼지 않으신 코스모 C&T의 노재국 사장님께 감사를 드린다.

끝으로 완성도 높은 책을 만들기 위한 화보사용 요청을 허락해 주신 〈Asia Spa〉, 월간스파라이프사의 후의에 깊이 감사드리며 이 책을 출판해 주신 정담미디어의 사장님과 임직원 여러분께도 감사를 드린다.

2006년 2월

저자 일동

차례

3장 바스와 샤워

4장 살롱 스파 트리트먼트

5장 고객관리 준비사항

6장 스파의 미래

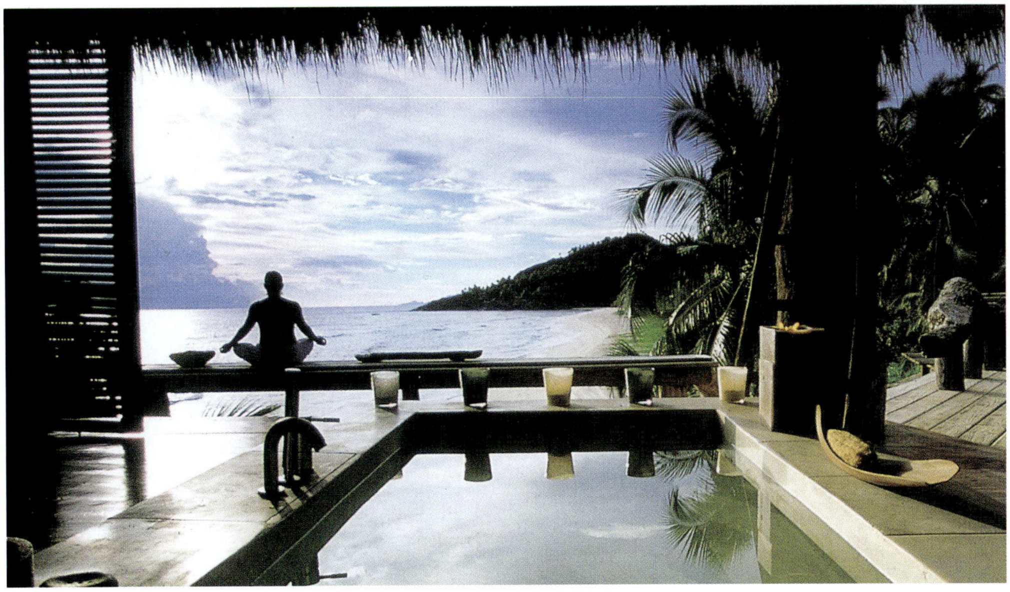

1장
스파의 개요

1.1 스파의 정의

스파는 물을 이용한 온도, 부력, 압력 효과를 이용하여 인체의 혈을 자극, 원활한 혈액 순환과 스트레스 해소, 질병 예방과 치료, 건강증진 보조 장비와 더불어 목욕, 미용 시설 및 심신안정을 위한 다양한 시설 등을 총칭하는 의미로 불리고 있다.

1.2 스파의 역사와 발전과정

스파(spa)라는 용어는 '스파우(spau)' 라는 벨기에 남동부 리게 근처의 한 작은 마을 지명으로부터 유래되었다. 이곳은 미네랄 온천 지역이었고 사람들은 이곳을 방문하여 여러 가지의 질환이나 장애를 치료하는 물의 효과를 체험하곤 했다. 당시 로마제국의 상류층에서는 "물에 들어가기"가 유행이었다. 이 특별한 미네랄워터에서의 목욕, 물마시기, 휴양 및 온천 주변에서 이루어지는 사회적 이벤트 행사는 수세기 동안 성행했었다. 실제로 로마의 일상생활에서 이미 목욕은 일상의 한 부분이었다. 이러한 스파들은 유럽에서 1차 세계대전이 일어나기 전까지 계속 번성하였지만 전쟁 후에는 감소세를 보였는데 이것은 건강관리의 세계화와 현대 의약에 대한 관심 때문이었다. 그러나 미네랄 온천과 해수 스파를 이용한 건강관리가 활발하여 유럽의학계에서는 스파를 "치료를 위한 온천"의 개념으로 받아들였다.

유럽의 스파가 대서양을 지나 미국으로 건너가면서 특이한 변형이 일어났다. 치료와 건강회복이 유럽 스파의 목표였던 반면, 미국 스파는 질병 치료가 아닌 운동과 피트니스 프로그램, 체중감량, 미용관리 등에 기초한 건강한 라이프스타일을 증진시키기 위한 수단으로 나타났다. 네이만 마커스(Neiman Marcus), 그린하우스(Greenhouse)와 엘리자베스 아덴(Elizabeth Arden's)의 메인 찬스(Main Chance) 같은 미국의 초기 스파들은 숨겨진 컨셉을 미용, 휴식과 함께 체중 감량과 라이프스타일의 변화를 원하는 부유한 미국 여성을 위해 1960년대 초기에 개발하였다. 그린하우스(Greenhouse) 같은 설립자는 미용과 관리에 특히 신경을 썼다.

보통 가장 고가에 해당하는 1주일용 티켓은 부유층에서 가장 선호하는 프로그램이었다. 그 결과 이 시설들은 미경험자들에 의해 "체중 감량 도장"이란 소문이 퍼지게 되었지만 그것도 잠시, 오히려 스파들은 미국에서 천천히 성행되기 시작했다. 그럼에도 불구하고 오늘날까지, 미국 스파에서의 피트니스 강세는 유럽의 스파보다 우세하며 1970년대와 1980년대에는 그 컨셉 자체로 성장을 하게 되었다. 이 기간 동안 데스티네이션 스파(대부분 호텔이나 리조트에서 제공)는 대폭 증가하게 되었다. 1980년대에는 최고조에 이르렀으며 혼란과 경쟁은 스파 산업에서 다양한 문제들을 야기하기도 했다. 예방 의학의 발전과 더불어 1990년대 중반부터 병원에 스파가 도입되었고, 2000년대에는 뉴욕을 중심으로 '메디컬 스파'가 많이 생겨났다.

건강관리 및 대체의학의 관심과 더불어 각 나라별로 특색에 맞게 목욕 문화가 발전되어 왔는데, 이러한 전문시설들에 스파라는 이름이 붙여졌으며, 유럽에서는 사우나와 온천탕을 이용한 질병 치료 및 예방 중심의 개념으로, 미국은 뷰티 살롱에서 운동과 피트니스 프로그램, 체중감량, 미용관리 등에 기초한 건강한 라이프스타일을 증진시키기 위한 수단으로, 인도에서는 요가와 명상, 태국에서는 리조트 스파, 일본에서는 반신욕, 인도네시아에서는 자연 추출물을 이용한 아로마테라피, 중국에서는 질병의 예방과 치료, 우리나라에서는 피부미용과 비만 분야로 특화된 형태를 보이고 있다.

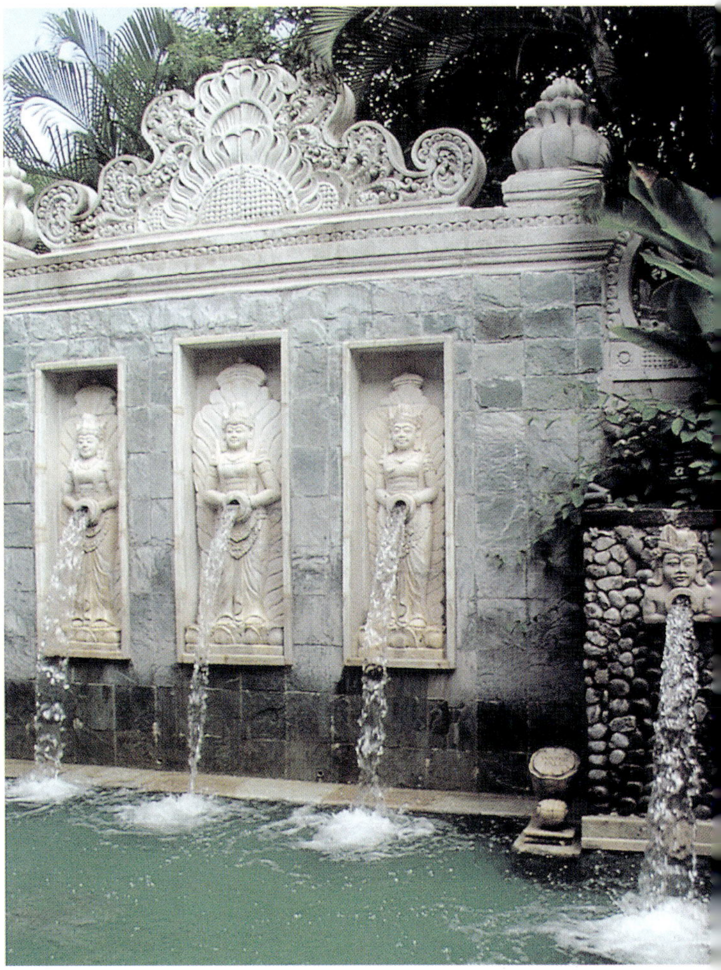

1.3 스파의 유형

스파의 정의는 특정 이름이 주어지기 전에 산업의 발전이 우선이었기 때문에 다분히 기교적일 수밖에 없다. 오늘날 스파들은 시설이나 경영 방향, 제공되는 서비스의 유형 그리고 자산 성질에 따라 나누어진다.

스파는 여러 가지 유형으로 분류할 수 있는데 일반적으로 흔히 구분되는 유형은 다음과 같다.

1) 목적에 따른 분류

(1) 홀리스틱 스파(holistic spa)

몸과 마음, 정신을 최적의 상태로 회복시켜 신체의 정상 기능을 개선시켜주는 방법으로 대체 의학적인 치료방법과 개별 영양 상태와 식단 부분까지 맞추어 제공한다.

(2) 메디컬 스파(medical spa)

의학과 웰니스(wellness) 케어를 결합시킨 서비스와 치료 목적의 트리트먼트를 갖춘 스파이다.

(3) 데이 스파(day spa)

하루 일정으로 다양하고 전문적으로 관리된 스파 서비스를 고객에게 제공하는 스파 형태이다.

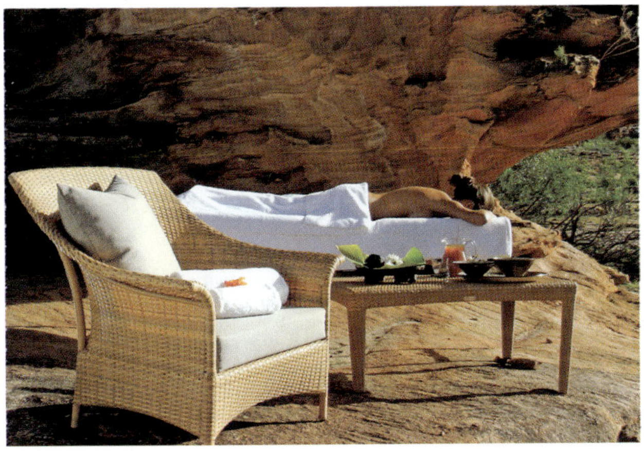

홀리스틱 스파 ▲

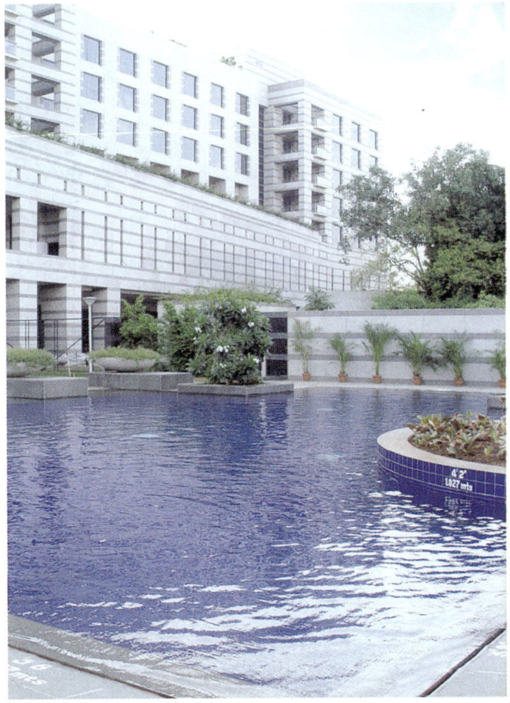

메디컬 스파 ▶

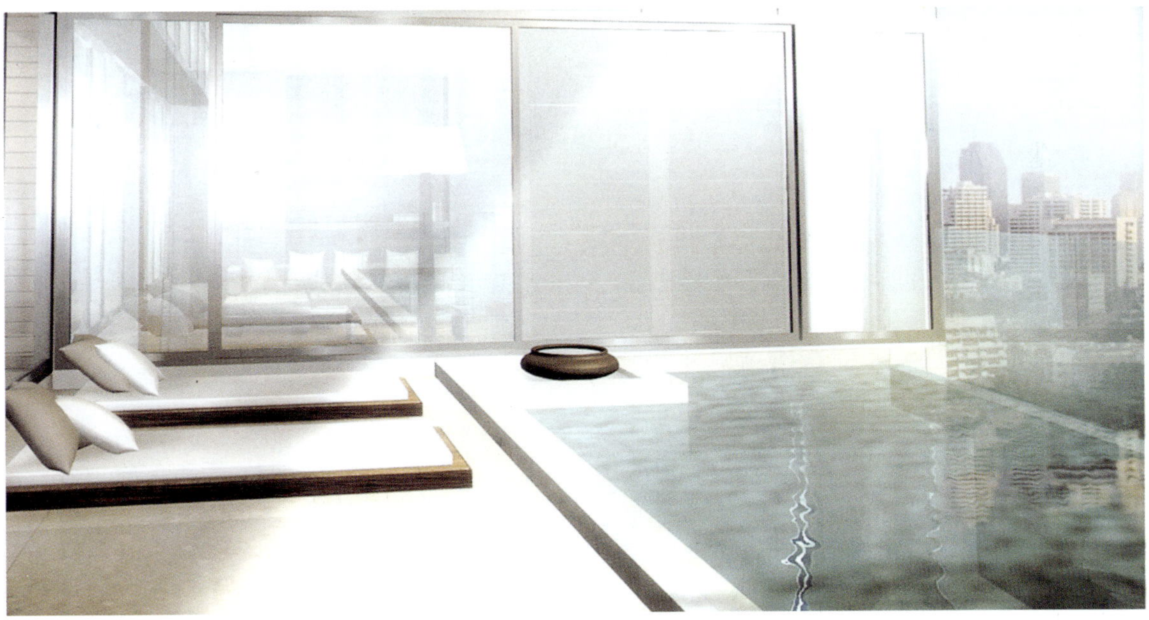

데이 스파 ▲

2) 장소에 따른 분류

(1) 리조트-호텔 스파(resort/hotel spa)

호텔에 속해 있거나, 보통 스파 프로그램과 다른 스포츠나 활동이 함께 제공되는 리조트에 있다. 전문적인 스파 서비스나 피트니스, 웰니스 센터가 구성요소로 갖추어져 있다.

(2) 클럽 스파(club spa)

클럽 스파는 보통 회원제로 운영되며 피트니스 시설 및 다양한 기기와 서비스가 제공된다. 전문적인 프로그램의 스파 서비스도 제공하고 있다.

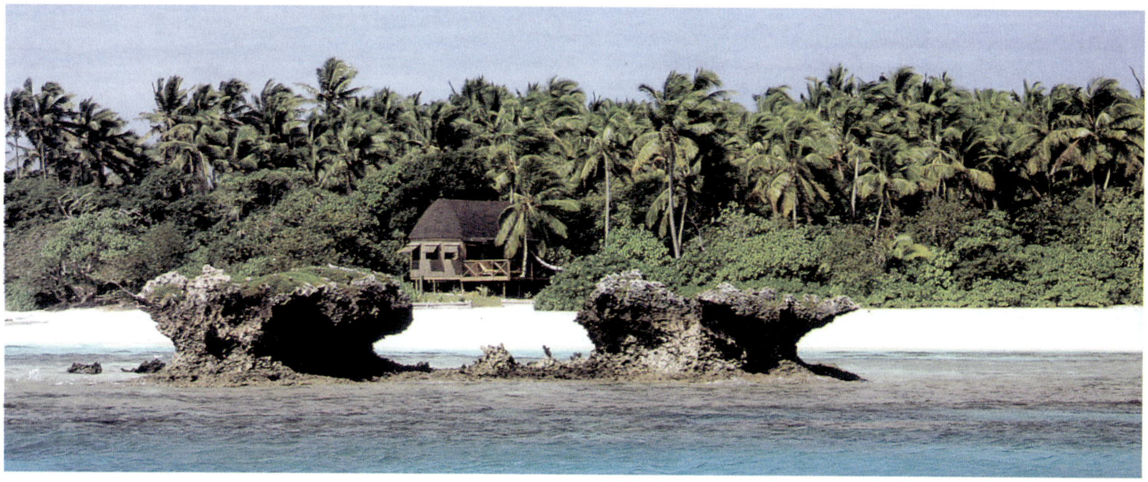

리조트-호텔 스파

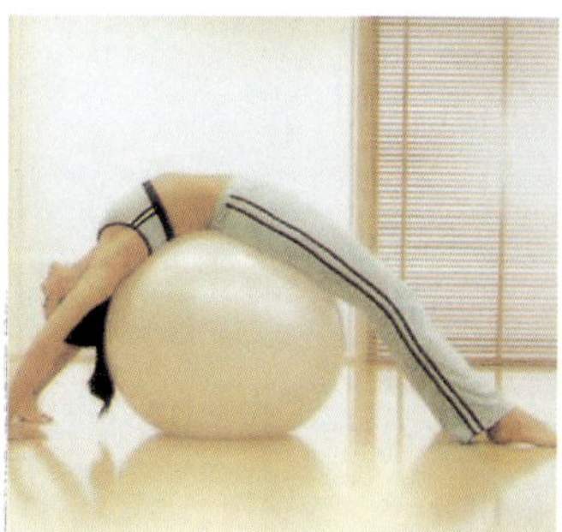

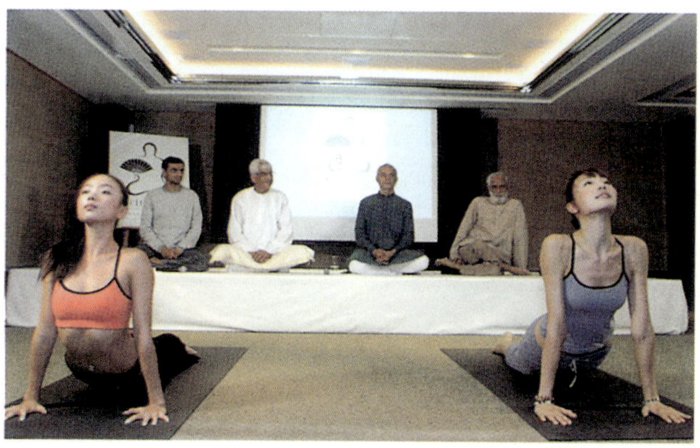

클럽 스파

(3) 데스티네이션 스파(destination spa)

스파 이용객을 위한 맞춤형 스파 프로그램으로 특별히 갖추어진 시설이다. 이른바 "목적형 스파"를 말한다. 내부 숙박시설을 이용하여 전문적인 스파 서비스와 신체 건강을 위한 프로그램의 적용으로 전반적인 생활방식 개선과 건강증진 등이 가능하도록 한 스파이다.

(4) 미네랄-온천 스파(mineral-hot spring spa)

시설 내부에 하이드로테라피에서 사용되는 미네랄, 솔트(salt), 해수 온천 등을 갖추고 고객에게 제공되는 스파이다.

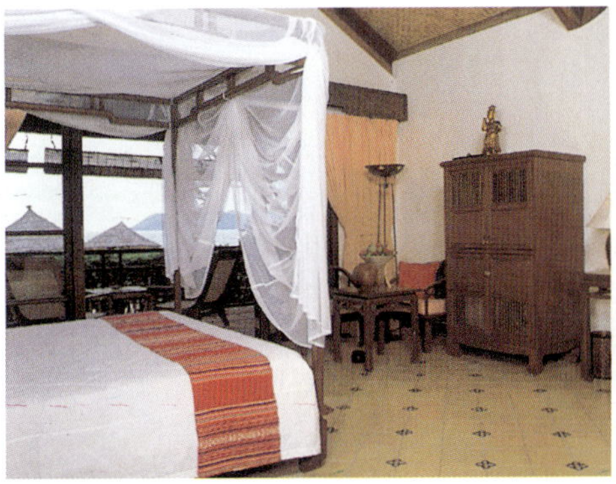
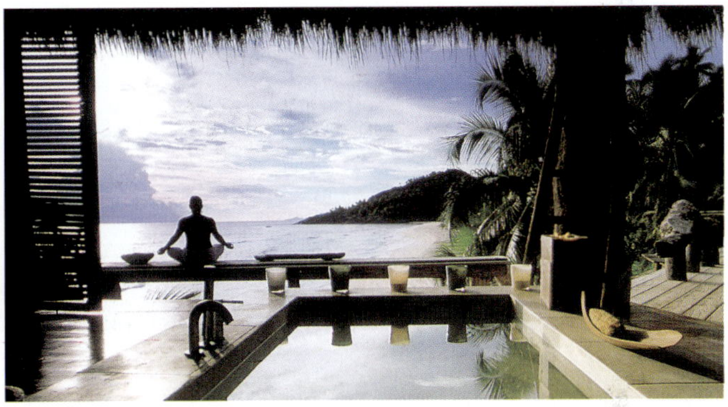

데스티네이션 스파

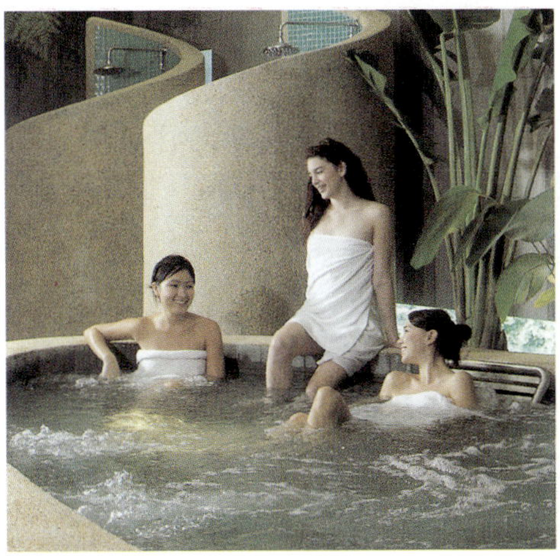
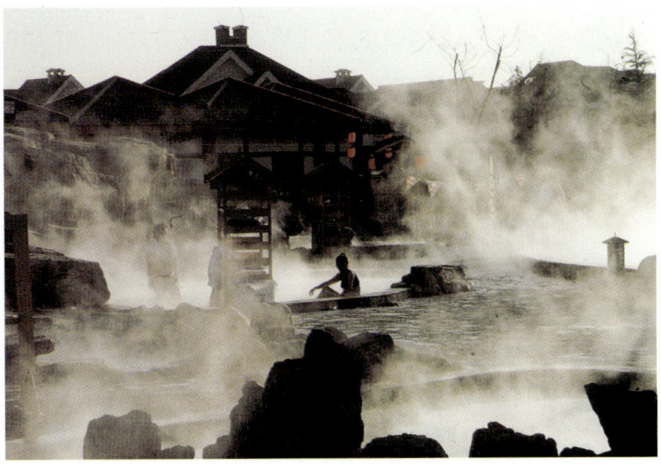

미네랄-온천 스파

(5) 기타 스파들

뷰티 스파, 헬스와 피트니스 스파 등의 세분화된 여러 가지 프로그램이 소개되고 있다.

1.4 스파테라피(spa therapy)

1) 발네오테라피(Balneo therapy)

미용과 치유의 목적으로 욕조를 사용하는 테라피 형태이다.

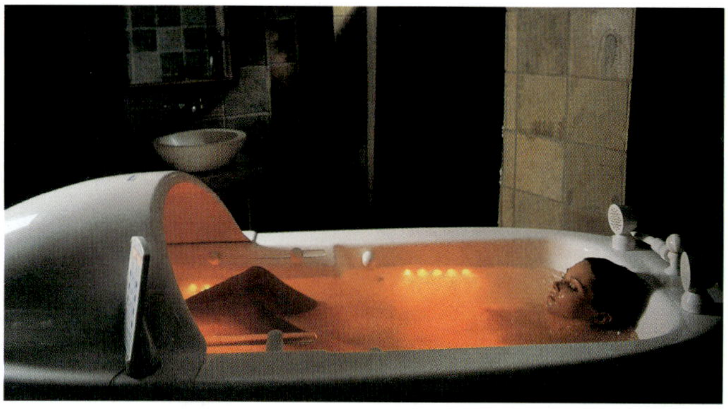

발네오테라피

2) 탈라소테라피(Thalasso therapy)

미용과 치유의 목적으로 해수나 해초류를 사용하는 테라피 형태이다. 피부세포에 원활한 산소를 공급하고 몸에서 독소를 배출시키기 위하여 미네랄 솔트를 사용하기도 하며 자연스럽게 미네랄을 보충시키는데 도움을 준다.

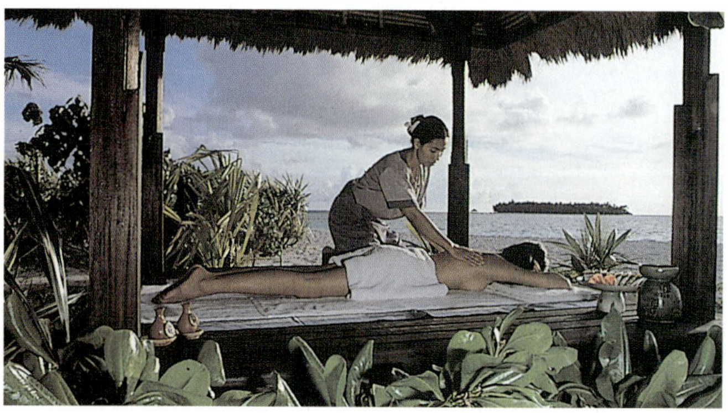

탈라소테라피

3) 하이드로테라피(hydro therapy)

일반적으로 가장 많이 보급된 형태로써 미용과 웰빙을 위한 전문적 트리트먼트에서 물을 사용하는 형태이다. 물을 이용하는 모든 기기와 컨셉을 말한다.

4) 바디랩테라피(body wrap therapy)

미용과 치유의 목적으로 해수와 다양한 해초류를 사용하는 것이다. 치료목적으로 사용되는 해수와 해초의 공식적 이름인 algae의 다른 용어이다. 탈라소테라피는 보다 더 일반적인 용어이다.

5) 마사지테라피(massage therapy)

다양한 마사지테크닉을 통해 피부를 자극하면 모세혈관의 혈액순환을 촉진하여 신진대사를 강화시키고 근육의 긴장을 이완시키며, 세로토닌 분비, 촉진을 통한 정신적 편안함을 제공하여 인체의 자연치유력을 향상시키는 테라피 형태이다.

6) 아로마테라피(aroma therapy)

향기를 가진 천연 식물의 꽃, 줄기, 뿌리, 열매, 잎 등에서 추출해낸 에센셜 오일을 인체에 흡수시켜 인체의 정신과 육체의 질병을 예방하고 치료하여 건강을 유지하도록 도와주는 테라피 형태이다.

7) 기기 및 기구를 이용한 테라피

하이드로 스파 기기와 에스테틱 살롱 기기 및 기구를 이용한 다양한 관리 프로그램을 적용하여 얼굴관리와 바디관리 및 두피 등 여러 프로그램에 응용하여 관리 시너지 효과를 보는 테라피를 총칭하는 것이다.

8) 요가와 명상(yoega & meditation)

명상을 뜻하는 영어의 'meditation'의 'medi'란 '잇다'의 뜻으로 자연과 사람, 세포와 세포 등 서로 끊어진 것을 이어줌으로써 서로 돕고 순환하여 하나의 원을 그리며 흐른다는 뜻을 내포하는 것으로 주된 작용은 정신과 마음, 육체를 하나로 연결하여 몸의 독소를 정화시키며 새로운 긍정적 요소의 흐름을 좋게 하여 스트레스를 없앰과 동시에 자연 면역력과 치유력을 강화시킨 다는 장점을 갖고 있어 현대인의 지친 육체와 정신 마음을 다스리게 하는 방법으로 많이 활용되고 있다.

9) 사운드테라피(sound therapy)

티벳과 인도에서 오래 전부터 사운드를 치료적 차원에서 사용한 기록이 있다. 또한 이집트의 파피루스에서 불임증, 류머티즘, 통증에 사운드를 사용하였다고 하며 알렉산더 대왕이 정신이 혼탁할 때 "라라"라는 악기의 진동으로 맑은 정신을 가질 수 있었다고 한다.

자연으로 돌아가고픈 현대인의 욕구는 테라피에서도 다양한 형태로 반영되고 있다. 문명의 발전에 따른 외부 유해 환경의 침해로 인하여 피로와 스트레스가 축적됨에 따라, 이를 해소하기 위한 심리적, 정신적, 위생학의 연구는 중요한 과제로 떠오르고 있고 이완의 기술은 치료의 차원에서 점점 더 절실해지고 있다. 사운드테라피는 이런 트렌드를 반영하는 자연요법의 집약체로서 생물학과 생리학의 관점에서 인체에 영향을 미치는 과정이 연구를 통해 입증되면서 세계적 관심이 집중되고 있다.

사운드테라피는 음악을 들으며 정서를 변화시켜 엔도르핀의 생산을 도와주고 생리적, 정신적 또는 심리적인 영향을 미친다. 4차원 입체 사운드테라피 심포니는 소리의 울림(진동)을 이용하여 귀뿐만 아니라 피부를 통해 우리 몸에 전달하는 울림개 마사지(Klangschalen Massage)로서 손압에 의한 강약처럼 진동에 의한 강약이 마사지하듯 몸속으로 전달된다.

태아가 양수에서 떠다니며 엄마의 소리를 진동으로 느끼듯, 자연의 소리는 진동이 되어 사운드 베드 심포니로부터 온몸에 퍼져나가게 된다. 말초 신경에 전해지는 부드러운 파동의 에너지는 자율신경계를 안정시켜 인체의 균형을 되찾아줄 수 있다.

복잡한 생활속의 현대인에게 스트레스는 면역계, 신경계, 호르몬계에 지대한 영향을 미쳐 질병에 쉽게 노출되는데, 사운드테라피는 전신의 파동효과를 이용하여 단시간 내에 가장 효율적으로 스트레스 관리를 할 수 있다. 특히, 이는 시각적 피로의 증가에 따른 VDT 증후군(Visual Display Terminals syndrome)인 안두통, 눈물, 근육통 등의 만성질환을 예방하고 치유할 수 있는 자연요법이다.

음악은 음파와 진동이라고 하는 요소로 구분되는데, 귀로 듣는 음파는 이론에 의하면 뇌의 가장 외측에 있는 신(新)피질의 좌뇌 부분에 작용하는 비율이 높다. 이것에 대해 피부를 통해서 전달되는 진동은 보다 우뇌부분에 작용하는 비율이 높으며 뇌의 내측에 있는 고(古)피질에도 자극을 주어 잠재의식의 세계에도 영향을 미치며 보다 정서적, 관능적, 본능적인 면에 작용한다.

피부를 통해서 전달되는 진동은 로파스 필더에 의해 150Hz 이하의 신호만을 취하여 체감 음향 진동으로 변환시키므로, 자극이 강한 음악이나 높은 주파수 성분의 음은 차단시켜 저음 부분이 주가 되고 진동은 미약하게 되어 자극은 약해진다. 이 때문에 체감음향장치는 각성상태에서 가장 정신을 안정할 수 있는 진동이 된다.

종이나 물결의 음은 상당히 높은 릴렉세이션 효과가 있다. 단조로우면서도 비교적 천천히 반복되어 마음의 바이브레이션으로서 많은 효과를 주고 있다. 이것은 감성진동(mental vibration)이라고 부르는데. 감성진동은 여러 가지 심리적, 생리적 효과가 있다.

음파만을 가진 음악으로부터 음과 진동의 체감 음향 진동은 새로운 음악의 세계를 만들며, 이러한 음과 진동을 통하여 인체의 긍정적 생리적 변화를 유도하는 요법을 사운드테라피라고 한다.

뮤직테라피는 「음」의 강약, 장단, 고저, 음색, 화음 등의 일정한 법칙에 따라 인체에 다양한 효과를 주면서 인간의 청각에 반응하는 기법이다. 반면에 사운드테라피는 뮤직테라피에서의 「음」뿐만 아니라 「소리 진동」의 강약, 장단, 주파수, 파형, 무게감의 법칙을 인체의 모든 피부감각으로 수용하는 전신적인 테라피(holistic therapy)이다. 따라서 뮤직테라피보다 훨씬 더 빠른 흡인력으로 20분 정도의 트리트먼트로 심리적인 스트레스 완화와 육체적 긴장이완에 효과가 있다.

정상인의 심리상태를 이마의 근전도로 평가하는 뇌파측정기기를 활용하여 사운드테라피 효과를 입증할 수 있다. 심포니 트리트먼트 전에 뇌파를 2분가량 측정하고 심포니 트리트먼트 도중 15분 가량의 뇌파를 측정하여 비교하면 Mid α파(미드 알파파 ; 심신의 스트레스 상황으로 깨어진 인체 밸런스를 회복하는데 가장 유효한 뇌파 유형)의 현저한 증가율을 대비할 수 있다. 이는 피부관리시 관리 전후 피부측정기의 역할과 같이 관리의 유효성을 객관적으로 입증하므로 고객에게 큰 설득력을 가질 수 있을 뿐만 아니라 과학적인 임상 데이터를 보관할 수 있는 장점을 가지게 된다. 개인별로 다른 「소리에 대한 취향」 또한 뇌파측정으로 판별가능하므로 소리의 선정시에는 효과적으로 활용된다.

10) 스파 퀴진(spa cuisine)

하이드로테라피, 마사지테라피, 명상이나 요가 등의 다양한 형태의 스파테라피를 즐긴 후 맛볼 수 있는 매력적인 프로그램 중의 하나가 스파 퀴진(spa cuisine)이다.

스파가 몸과 마음의 휴양과 명상을 위한 곳이라면 스파 퀴진에서 음식을 즐기면서 쉬기도 하고 지친 몸과 마음에 생기를 되찾기도 한다.

스파가 추구하는 본래의 의미라고 볼 수 있는 웰빙(well-being)을 위한 식단이라고 하면 먼저 칼로리의 육류를 배제한 야채 위주의 식단을 떠 올리겠지만 스파 퀴진에서는 기능과 함께 맛을 우선적으로 고려하여 조리한다.

지치고 손상된 인체의 세포 조직 회복과 체내 대사 과정에 필요한 성분으로서 에너지를 위한 건강식의 의미와 함께 패스트푸드의 자극적인 입맛과 과잉된 열량에 길들여진 현대인들에게 담백한 맛으로 영양의 불균형을 조절할 수 있는 방법의 하나이기도 하다.

평소 다이어트를 위해 과도한 절식이나 맛과 에너지를 고려하지 않은 식단으로 먹는 즐거움을 빼앗긴 고객들에게 맛과 칼로리가 균형 잡힌 식사는 잃어버린 먹는 즐거움을 찾아주는 매력적인 코스이기도 하다.

예를 들어, 콜레스테롤을 낮추는 효과가 있다고 알려진 마늘이나 식이섬유가 많이 든 식품들, 심장질환 예방에 좋은 올리브유, 골다공증을 예방하는 칼슘이 풍부한 식품들, 항산화제 역할을 제공하는 비타민이 함유된 기능성 식품들이 특정의 건강 문제를 예방하거나 호전시키는데 기여한다고 여겨지지만 당뇨나 고혈압 환자, 비만인도 즐길 수 있게 제철 과일이나 야채, 신선한 육류들을 전통적인 방법으로 맛을 우선적으로 고려해 조리한다면 인간이 느낄 수 있는 행복감 중 하나를 맛보게 할 것이다. 뿐만 아니라 담백한 구이나 스튜, 샐러드 뷔페, 트로피칼 칵테일, 건강음료와

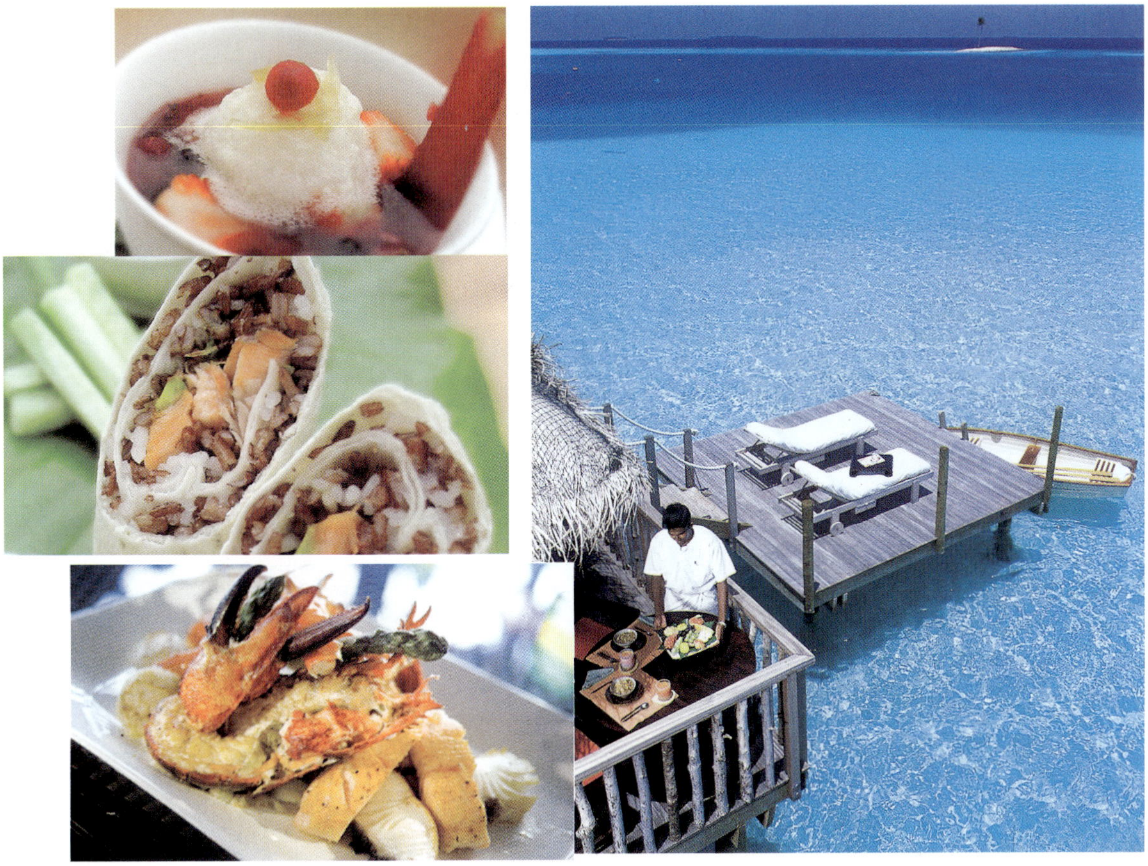

신선한 야채, 제철 과일로 만든 주스 등, 맛과 칼로리가 균형 있게 조화되어 차려진 스파 퀴진에서 함께 식사하는 사람들과 즐거운 마음으로 대화를 하며 갖는 시간이 현대인의 정신건강에도 커다란 도움을 줄 수 있다.

이렇듯 스파 퀴진은 웰빙(well-being)을 지향하는 스파의 프로그램에서 빼 놓을 수 없는 중요한 일부로 자리 잡고 있다.

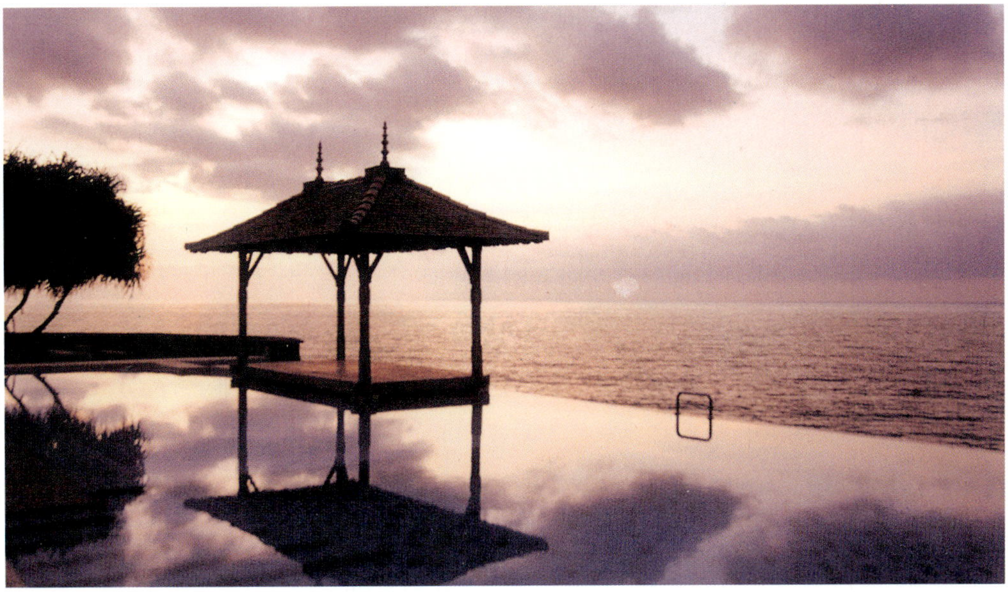

2장
물을 이용한 테라피

2.1 물을 이용한 테라피의 발전

너무나 소중한 자원인 물은 스파 컨셉의 근원이다. 우리 모두는 우리가 물 없이 살 수 없다는 것을 알고 있다. 스파에서의 물 사용과 목적을 탐구하기 전에, 물의 진정한 중요성을 위한 역사를 잠시 살펴보도록 한다.

하이드로테라피는 "질병 치료에 있어 물의 과학적인 사용"이라고 할 수 있다. 우리는 질병 치료에 물을 직접적으로 사용하고 있지는 않지만, 하이드로테라피라는 용어는 일반적으로 우리의 전문적인 목적을 위한 수중 치료의 개념으로 받아들여져 왔다. 이미 잘 알려져 있듯이, 물은 태초부터 존재했었다. 그러나 우리가 미처 깨닫지 못한 부분이 있다면, 물이 해낸 그 생명적 역할이다. 하이드로테라피의 개념은 사실 새로운 것도 아니다. 진정한 하이드로테라피는 기원전 수천 년 전에 시작되었다. 고대 그리스에서 물은 질병 치료의 근원이었다. 모든 신들의 왕인 제우스는 비와 폭풍, 번개, 천국과 지구를 다스리는 신이었다. 또한 아폴로의 아들인 아스클레피오스는 치료의 신으로 알려져 있다. 모든 면에서, 물은 치료와 건강에서 완전한 역할을 수행했다.

그리스 로마인들에게 그리스 신전이나 강에서의 목욕과 마사지는 치료 의식의 한 부분이었다. 뱀으로 대표되는 아스클레피오스는 살아 있는 물의 상징이었으며 오늘날 사용하는 의학의 상징으로 일컬어지고 있다. 의학의 아버지로 알려진 히포크라테스는 기원전 460년에 태어났는데 자신이 아스클레피오스로부터 전승되었다고 주장했다. 그는 극소량의 약만을 사용하였으며, 그 대신 자연적 치료약과 워터테라피를 선택하였다. 히포크라테스는 그리스 생활에서 물을 마시는 것이 가장 중요한 요소라는 생각에 기초를 둔 의학적 치료로 세인의 주목을 받았다. 그는 온수욕과 냉수욕, 물마시기의 방법을 병마와 싸우는 데 사용하였다. 약은 차선책으로만 쓰였을 뿐이다. 그는 신선함과 바닷물, 지압, 스펀징, 물 마시기, 목욕하기 등을 그의 탁월한 질환 치료의 수단이라고 믿었다.

그 이후에 로마인들은 목욕 예술을 완벽하게 재창출시켰다. 특히 그들은 바닷물과 흐르는 물에 큰 관심을 가졌다. 그들은 사람들에게 신선한 물을 교환해 주기 위해 저수지와 수로의 광대한 체계를 구축했다. 로마의 정교한 저수지들의 일부 장소는 장대한 샘의 도시인 카르타고에서 아직도 찾아볼 수 있다. 로마에서는 600여년

넘게 의사가 없었다는 의견이 물의 치료 능력을 한층 더 증명하였다. 그 후 의사 갈렌(Galen)은 햇빛과 산소를 함유한 물을 이용하여 순수한 물마시기, 신선한 공기마시기, 식사조절 및 운동 등으로 목욕 치료를 권장하였다.

성서적 증거들을 살펴보면 물의 성서적 표현은 순수함과 무결함을 나타내고, 살아 있는 물이란 용어의 사용은 구원 후의 영혼을 통한 새로운 삶에 대한 언급이라고 할 수 있다. 정화의 뜻을 가진 세례는 예수의 시대에서부터 왔고 살아있는 물에서의 침례를 포함하고 있다. 히포크라테스, 갈렌, 예수 모두는 치료와 재생을 위한 물의 사용을 강조했다. 살아 있는 물이란 용어 또한 햇빛과 물을 포함하고 있는 물이란 뜻이 되었다. 또 다른 초기 교회에 더 현대적인 접근을 한 사람은 세례를 위해 모든 침례를 강조했던 그 유명한 존 웨슬리이다. 그는 냉수욕을 통해 시각장애, 천식, 대상 포진, 암과 기타 질병들을 치료할 수 있다고 이야기하곤 했다. 1702년, 존 플로이어 박사는 고대와 현대에서의 냉수욕 역사라는 이름을 붙인 책을 출간했는데 거기서 그는 냉수욕을 하기 전에 마시는 차가운 물, 또 목욕 후에 마시는 물의 치유적 가치를 강조했다. 후에 그는 더 큰 효과를 위해 온수욕까지 덧붙였다.

현대로 접어들어 영국에서 잘 알려진 다른 의사로는 찰스 다윈의 아버지인 에라스무스 다윈 박사인데, 워터테라피의 위대한 결과를 잘 입증하였고, 심지어 그의 아들을 그것으로 치료하기도 했다. 미국에선 유명한 주지사들과 철학자 벤자민 프랭클린이 고유의 목욕 문화를 개척했고 수영을 가장 건강하게 받아들일 수 있는 운동으로 장려했다. 그는 투병 생활의 후반부에서 하루에 몇 번씩 온수욕을 해왔다고 전해지고 있다.

그러나 목욕과 스파의 진정한 개발과 그 기원은 1829년에서 1842년 사이, 남 헝가리의 한 농부인 빈센트 프리스니츠로 거슬러 올라간다. 그는 처음에 자신의 농장 동물들을 인접한 시내에서 치료했고, 자기 자신도 수레에 받쳐 상처를 입은 갈비뼈의 부상도 치료할 수 있게 되었다. 그의 회복 과정에서 물의 사용은 그로 하여금 냉온 지압을 활용한 목욕으로 물 사용의 전 체계를 발전시키는 계기를 마련했다. 결과로 인해 그의 지휘하에 많은 치료관들이 설립되었지만 그 경과들을 문서로 남기지 않았기 때문에 그의 명성은 활약만큼 알려지지 않았다.

비슷한 시기에 1821년 바바리아에서 태어난 독일인 세바스찬 크나이프(Sebastian Kneipp)는 그의 건강 문제를 위해 물 치료에 참가하게 되었다. 그는 프리스니츠에 대한 얘기를 듣고 냉수욕 기법을 시도하기로 결심한, 질병을 앓고 있던 성직자였다. 그 자신이 더 강해지기로 마음먹고 그는 바바리아의 추운 한겨울에 얼음물에 뛰어드는 일과를 시작했고, 엄청난 스테미너, 에너지, 힘이 되돌아오는 것을 느꼈으며, 이로써 프리스니츠의 기술을 뒷받침하게 되었다. 그는 워터테라피와 함께 약초 치료학의 유산을 남겼다. 그는 물, 약초 목욕과 마시는 것에서의 으뜸가는 권위자가 되었다. 그는 건초 꽃이나 귀리 등을 해독의 목적으로 사용한 것으로 널리 알려져 있다. 그는 특별히 아이들을 대상으로 효과를 입증하였으며 젖은 "Nightshirt"를 개발했다. 이것은 하나의 치료 기술로서, 솔트나 건초 꽃이 든 물에 셔츠를 담근 후 사용하는 방법으로 많은 치료에 쓰였다.

프리스니츠와 크나이프로 인해, 유럽 전역의 사람들에게는 워터테라피가 아주 기본적이고 일반적인 치료법이 되었다. 스파의 개발은 특별한 천연의 샘과 순수한 물 등을 가진 지역에서 치료개념이 유래한 것이며 치료의 목적으로 지어진 리조트가 개발되었다. 이것은 유럽인들의 예방, 치유적인 개념에 대한 관심의 한 부분이다.

우리는 이미 전 역사에 걸쳐 전개되어 온 물의 치유 특성을 살펴보았다. 여기서 주목할 것은 심층수보다는 표층수의 물을 더 많이 사용했다는 것이다. 만약 표층수가 깨끗하고 순수하다면, 당연히 다량의 산소와 니트로겐, 그리고 소량의 이산화탄소를 포함할 것이다. 증가된 산소와 니트로겐이 줄 수 있는 아름다움은 몸에 자가 치유 능력을 제공하고 신체 고유의 메커니즘을 활동적으로 만든다. 물은 따뜻하거나 뜨겁거나 시원하거나 차갑거나 어떤 상태로든 몸과 피부에서 추가적인 자극과 안정 역할을 한다.

우리 몸에는 많은 양의 물이 필요하다. 일부 사람들은 우리 몸에 염분이 있는 물 때문에 솔트물을 이용하는 것은 치료와 영양공급의 일환이 된다고 믿는다. 해열제 혹은 이뇨제가 되거나, 특정 부상과 화상을 치료하거나 고통 경감 등의 명백한 의학적 장점들을 제외하고, 우리는 살롱이나 스파 등의 환경에서 물을 치료적으로 사용하곤 하는데 휴식, 보습, 전신의 자극, 불편함과 통증의 경감과 해갈, 국소적 보온, 마찰 등의 목적들을 위한 것이다. 물을 기초로 한 처방으로, 미용 제품과 화장품 등에서 영양 공급을 원활하게 하고 지방과 노폐물 제거를 활성화시키는 등 신진대사를 활성화시킨다. 그 결과, 몸은 스스로 원하지 않는 독소와 노폐물을 제거한다. 따라서 건강과 아름다움을 위한 효과는 미용관련 요법에 있어 무수한 물의 사용을 토대로 한다. 스파살롱에서는 물로 인해 힘이 넘치고 생명의 근원이 되는 많은 요법들이 제공된다.

스파 환경과 더불어, 무수히 많은 물의 사용방법에 대해 연구하면 할수록, 물의 광범위한 특징들과 다양한 응용이 가능해질 것이다. 따라서 이 점에서 두 가지 중요한 부분인 물과 워터테라피가 주목받고 있다.

2.2 워터테라피(water therapy)

물에 첨가하는 여러 가지 첨가물들은 솔트, 해초, 진흙, 에센셜 오일 등이 있다. 우리의 몸에 미치는 영향과 치료의 보다 큰 효능에 대하여 물은 다양한 방향으로 활용되고 있다.

먼저 순환의 측면에서 혈액순환은 많은 방법에서 물에 의해 직접적인 영향을 받는데, 따뜻하거나 차가운 물은 몸의 특정 부위의 순환을 증가시키거나 감소시키는데 영향을 주기 위해 사용하는 뛰어난 매체이다. 대부분의 하이드로테라피는 대표적으로 혈액순환의 기능을 갖고 있다. 따뜻하거나 뜨거운 물은 모든 조직과 기관에 영양과 산소를 공급하기 위해 모세혈관 확장을 유발한다. 차갑거나 시원한 물은 그 반대로, 모세혈관 수축을 유발한다. 이런 빠른 자극으로 신체 부종의 감소를 돕는다.

따뜻하고 시원한 물을 교류시켜 하이드로테라피의 조화를 만들어내어 모든 처방을 기본으로 활용한 사람이 바로 세바스찬 크나이프(Sebastian Kneipp)이다. 차가운 물은 상쾌한 반면에 따뜻한 물은 편안하다. 차가운 물과 따뜻한 물을 함께 사용하여 건강관리를 하는 방법이 주는 효능은 다음과 같다.

1) 온냉요법

① 높은 온도의 물은 강한 항염증성과 항감염성을 가지고 있다.

② 따뜻한 물은 몸을 이완시킨다.

③ 따뜻한 물은 혈액순환을 증진시킨다.

④ 열이 발한을 촉진시키기 때문에 독소가 배출된다.

⑤ 따뜻한 것에서부터 뜨거운 물은 고통과 불편함을 경감시킨다.

⑥ 따뜻한 물은 근육과 몸 전체를 이완 및 완화시킨다.

⑦ 따뜻한 물에서부터 뜨거운 물은 근육과 신체 완화를 통해 피로를 줄여준다.

⑧ 따뜻한 물에서부터 뜨거운 물은 혈액순환을 증진시켜 유효 성분을 침투시키는 데에 효과적이다.

2) 냉온요법

① 시원한 물부터 차가운 물은 몸에 활력과 자극을 준다.

② 폐, 심장, 피부, 뇌 등에 매우 큰 효과를 가지고 있다.

③ 부종을 완화시키며 모세혈관 수축의 효과가 있다.

④ 근육 긴장의 효과가 있다.

⑤ 수축과 이완을 도와 몸의 저항력을 증가시킨다.

⑥ 염좌, 소염 등을 줄여준다.

⑦ 피부 탄력을 증진시킨다.

⑧ 체내의 히스타민을 방출하므로 피부의 소양감 같은 알레르기 반응을 줄이는 효과가 있다.

⑨ 시원한 물은 두통을 감소시킨다.

⑩ 차가운 물은 말초신경을 자극하여 피부가 섭취한 물질의 흡수를 도와준다.

물속에서의 움직임인 워터 에어로빅 같은 운동에는 우리가 순환의 효과에 덧붙여 반드시 알고 있어야 하는 물의 또 다른 중요한 측면이 있다. 몸이 물과 같은 유동체에 잠겼을 때, 부력은 물의 변위 량에 비례하게 된다. 물에서의 밀도와 저항은 몸을 뜨게 만들고, 운동하게 하고 근육이 더 잘 움직이게 한다. 사해와 같이 솔트의 밀도가 높은 곳은 몸을 잘 뜨게 한다. 또한 하이드로테라피에서의 호스나 공기 분출에서의 수압과 같은 교란 유동은 노력 없이도 몸을 운동하게 만든다. 이것이 바로 근육 감퇴의 부상이나 고통에서 회복하려는 사람들에게 물이 왜 그렇게 좋은지에 대한 이유인 것이다. 물의 저항과 마찰 때문에, 땅에서보다는 훨씬 더 많은 운동을 할 수 있는 것이다. 이런 방법을 이용하여 셀룰라이트 감소와 순환 증진에 효과를 주고, 따뜻한 물의 역할은 근육을 완화시키고 몸 전체의 가동성을 증가시킨다. 또한 차가운 물은 자극을 주게 되어 근육 활동을 활성화시키는 효과가 있다.

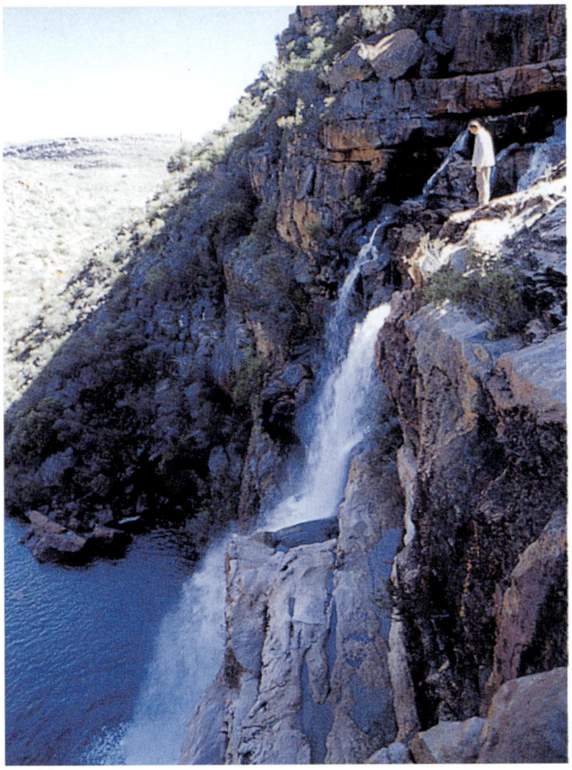

워터테라피

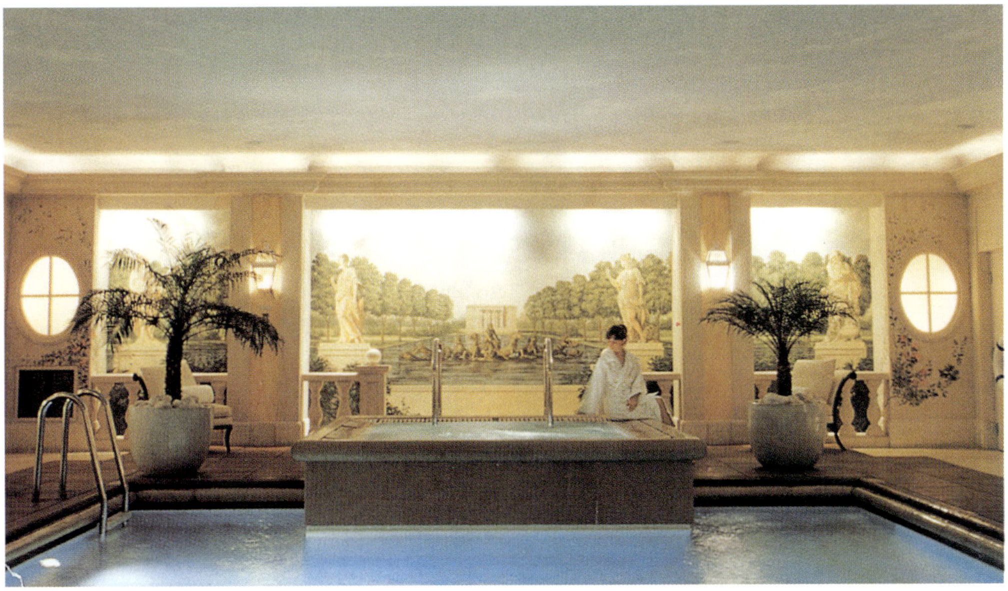

3장
바스와 샤워

3.1 바스의 개요 및 발전과정

목욕의 역사는 문명의 요람인 나일강으로 거슬러 올라간다. 프톨레마이오스 왕 시대에 알렉산드리아에는 25만 명의 사람들을 위한 공중목욕탕이 4천 곳 이상 있었다. 이집트인들은 건강상의 목적으로 빗물을 받아 그 안에서 목욕했던 것으로도 유명하다.

목욕은 일상생활과 신체적 운동의 자연스런 한 부분이며 이것은 지식층들 사이에서 널리 이용되었다. 이곳 공중목욕탕에는 체육시설이 포함되어 있다. 그리스인과 로마인들의 목욕 문화는 단순한 목욕 이상의 사교의 중심이었다. 로마 목욕은 Thermae라고 불렸고, 목욕탕의 대화하는 장소는 Balnea라고 불렸다. 이 용어들 중의 일부는 다양한 테라피들의 이름이 되어왔다. 로마에선 기원전 312년경쯤에 7억 5천 밀리리터의 물이 13개의 수도관을 통해 1,352개의 로마 분수들, 두 번째 황실 목욕탕과 926개의 대중탕에 물을 제공했다고 한다. thermae에서 가장 유명한 곳은 Diocletian Bath인데 한 번에 6천명이 넘는 사람들을 수용할 수 있었다. 그리스와 로마 사람들은 모두 신체의 건강과 아름다움을 위해 목욕을 즐겼다고 한다.

일본인들에게는 목욕이 단지 몸을 씻는 것만이 아니라 신체, 영혼과 마음을 정화시키고 자신을 새롭게 한다는 것이라고 생각하였다. 이는 목욕이 종교적 의식이라 불려 Yuami와 Misogi라고 불렸으며, 일본 고유의 종교의 중요한 요소로서 2천년 이상 존재해왔다. 그러나 현대에 들어서 목욕은 특별한 종교의식으로 여겨지지 않고 휴식을 위한 일상생활의 일부분으로, 감사하게 여기며 온천리조트(Onsen)나 특별한 목욕 리조트를 방문하는 것이 최고의 휴식으로 여기고 있다.

일본의 목욕 역사를 뒤돌아보면 수많은 목욕탕들이 있었으나 현대에 와서는 집에 있는 개인 욕탕의 증가로 인해 그 수가 급격히 줄어들었다. 그러나 스파를 이용한 건강관리에 대한 관심의 증폭과 미국식 스파의 영향으로 그 수요가 다시 증가되고 있다. 오늘날 일본의 목욕 문화에서는 밤마다 욕조 밖에서 15~20분 정도 몸을 닦고 15~30분 정도 욕조 안에서 비누칠하는 것이 보통이지만, 새로운 욕조들은 가열기, 진동기, 거품기, 음악을 위한 이어폰 등 모든 추가 기구와 기능들을 갖추고 있다. 그 문화와 전통은 이러한 편의성과 과학적 효과를 앞세운 새로운 기구의 출현을 예상할 수 있다.

미국은 역사적 관점에서 보았을 때 목욕에 그다지 큰 기여는 하지 않았지만 1968년 Roy Jacuzzi에 의해 Jacuzzi라는 소용돌이 욕조가 발명되었다. 이는 치료 효과가 있는 수중 마사지를 위한 아이템으로 국가 전시회에서 첫 선을 보였다. 이것은 매우 빠르게 대 유행했으며 1970년대에 캘리포니아에서부터 시작하여 전 미국으로 퍼져나갔다. 현재에는 유럽의 하이드로테라피와 비교하기에는 그 영역이 한정되어 있다.

3.2 바스의 종류

1) 허벌 바스(herbal bath)

테라피적 효과를 위해 천연 허브나 에센스를 욕조에 넣은 것으로 아로마테라피 바스라고도 한다. 종류로는 허브를 이용하는 것과 아로마 에센셜 오일을 이용하는 방법이 있다.

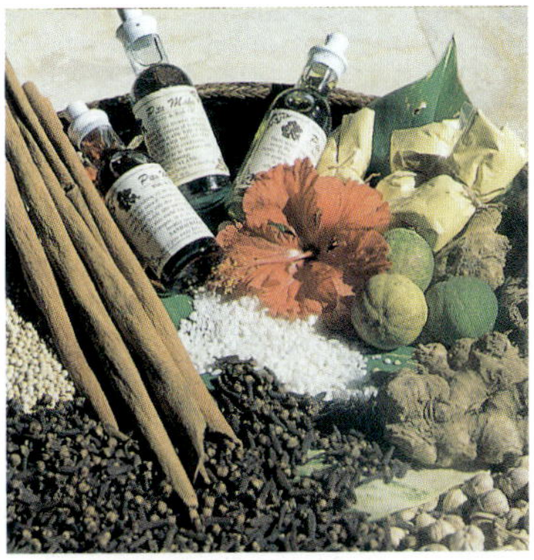

2) 월풀 바스(whirlpool bath)

공기 또는 물 분출기를 통해 물에서 거품이나 소용돌이를 일으키는 목욕의 한 종류이다. 월풀 바스에는 전문가용과 일반 개인 가정용 등이 있으며 월풀 욕조 효과를 내는 보통의 욕조도 있다. 보통 여러 사람이 한 번에 그 욕조에 앉을 수 있다.

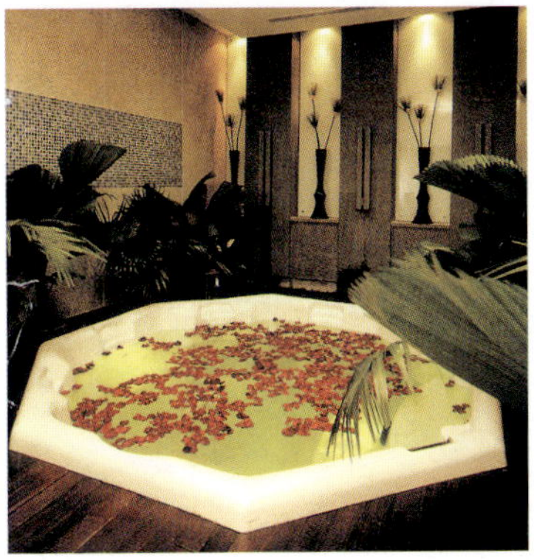

3) 핫 텁(hot tub)

개인 가정용이거나 월풀 욕조의 여부에 상관없이 목욕 클럽을 위한 욕조의 한 종류다. 욕조는 물을 따뜻하게 유지시키기 위한 보온 요소를 가지고 있다. 핫 텁은 1970년, 1980년대 후반에 인기를 얻었으며 즐거움을 위한 파티나 휴식 등을 내포하는 역할을 하기도 했다. 핫 텁은 동시에 여러 사람들이 이용할 수 있다.

4) 하이드로테라피 텁(hydro therapy tub)

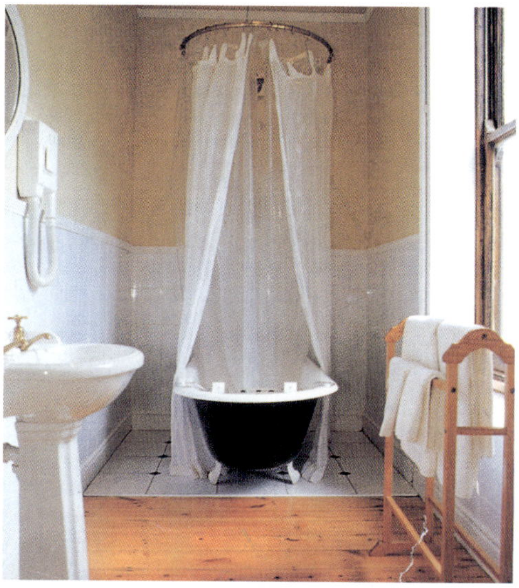

거대한 워터테라피 장치이다. 여러 개의 물과 공기 분출기를 가진 특수화된 욕조이며 한 번에 한 사람만 목욕할 수 있으며 목욕테라피로 대중화되었다.

필요에 따라 30~150개 정도의 물이나 공기 분출기를 가지고 있으며 계획적으로 욕조 안에 본래의 위치가 정해져 있고 다른 테라피적 요소들을 위해 그룹별로 압력이 가해진다. 하이드로테라피 텁은 대부분 수중 마사지 호스라고 불리는 추가적인 장치를 가지고 있다. 하이드로테라피 텁의 다양한 기능은 데이 스파에 가장 많이 이용된다. 그러나 고가의 장비이며 별도의 공간을 필요로 한다는 단점이 있다.

5) 노말 바스(normal bath)

보통 전문가적 목욕을 지칭하는 것이 아니라 수중 치료의 모든 양상을 위해 사용되는 것이다. 가정용 치료 욕조도 월풀 기구나 목욕 추가 장치들을 가질 수 있으며 하이드로테라피의 또 다른 실용적인 형태이기도 하다.

3.3 하이드로테라피 텁 치료 효과

1) 물은 욕조 치료에서 다음과 같은 긍정적 효과가 있다.

① 몸을 완화시킨다.

② 몸을 활성화시킨다.

③ 힘을 증진시킨다.

④ 면역체계를 강화시킨다.

⑤ 혈액순환을 돕고 대사를 증진시킨다.

⑥ 소화와 배설작용을 돕는다.

⑦ 피부영양 물질의 흡수를 향상 시킨다.

⑧ 근육의 경직, 통증과 고통을 경감시킨다.

⑨ 근육량을 증가시키고 기능을 강화시킨다.

따뜻한 물에서 뜨거운 물은 혈압을 낮추고 말초신경까지 피를 밀어주는데 피가 심장과 폐와 중앙 순환 체계에 재분배되는 것처럼 피를 천천히 돌게 한다. 그러나 휴식에 매우 좋지만 현기증을 일으킬 수도 있고 심장병이 있는 고객에게는 위험할 수 있다.

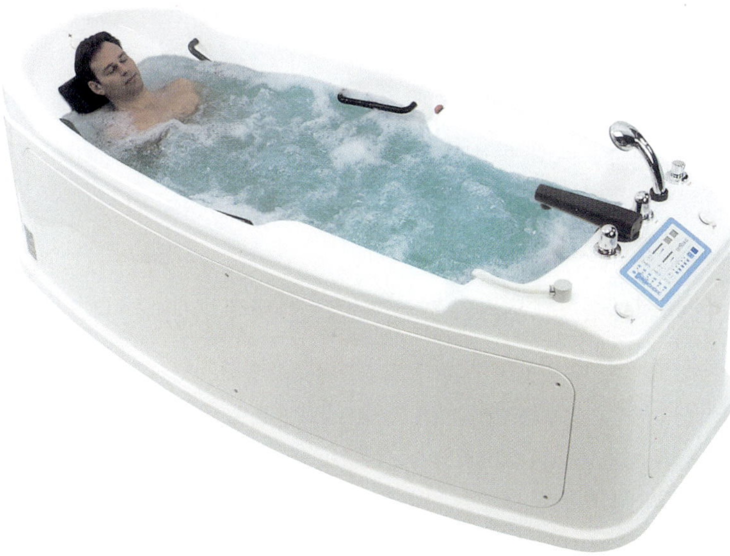

순환과 배설의 증진을 통해 우리는 해독력을 가졌다고 이야기할 수 있는데 몸 자체의 해독 작용을 향상시킨 것이다. 따라서 모든 인체 체계에 진정 효과를 가지며 항상성을 증진시킨 것이다.

2) 하이드로테라피 텁 적용시 주의사항

다음 조건에 해당되는 사람들은 하이드로테라피 욕조를 사용해서는 안 되며 필요시 전문가의 조언과 지시에 따를 필요가 있다.

① 고 · 저혈압 환자나 심장질환의 문제가 있을 경우
② 임신 중인 경우
③ 심각한 당뇨병이 있는 경우
④ 만성질환이 있는 경우
⑤ 급성감염, 염증이 있는 경우
⑥ 정맥염, 정맥류 등과 같은 혈관 질환이 있는 경우
⑦ 암
⑧ 후천성 면역결핍증(AIDS)
⑨ 간염
⑩ 심장발작
⑪ 갑상선 항진증이 있는 경우

3) 시행시 숙지사항

① 알코올이나 마약을 복용한 사람에게는 치료를 제공하지 말아야 한다.
② 식사 직후, 특히 과식한 사람에게는 치료를 제공하지 말아야 한다. 최소 30분에서 1시간 후 이용한다.
③ 하이드로테라피가 염좌와 건염과 같은 신체적 부상에는 매우 좋지만 35℃를 넘어가면 혈압이 낮아진다.
④ 면포나 감염인 상태에서는 입욕하지 않는다.
⑤ 격렬한 운동 후에 바로 욕조로 들어가지 않도록 한다. 입욕 전에 고객을 시원하게 한다.

⑥ 특히 익숙하지 않을 때 욕조 안에서 오랜 시간 입욕을 피한다. 시간은 5분에서 15분, 20분, 30분으로 점차 늘인다. 65세 이상의 노인들은 1회에 5~10분 정도로 제한해야 한다.

⑦ 고객이 현기증이나 메스꺼움, 멀미증상, 가슴 두근거림이나 답답함, 두통, 오한 등의 증상이 있을 때에는 즉시 욕조 밖으로 나오게 해야 한다.

⑧ 치료에 따라 고객은 치료에 앞서 어떤 부위도 면도하거나 왁스를 하면 안 된다.

4) 욕조 관리의 규칙

① 욕조와 관련된 관리에서 데이 스파의 하이드로테라피보다 더 중요한 것은 없다. 그 전에 고객이 다른 어떠한 관리를 받았다 하더라도, 하이드로테라피에 참여하게 되었으면, 데이 스파로 고객을 보호하는 것이 중요하다. 모든 과정에 세심하게 신경을 써야 하지만, 특히 고객이 하이드로테라피를 처음 체험할 때에는 관리시 있을 수 있는 여러 가지 상황을 미리 설명하는 것이 좋다.

② 식사나 격렬한 운동을 한 고객은 식후 30분에서 1시간, 운동 후라면 15~20분을 기다려야 한다. 또한 알코올을 섭취한 고객도 관리 대상에서 제외한다.

③ 고객에게 치료 전 화장실을 다녀오도록 상기시키는 것 역시 중요하다.
코스 중간에 고객이 화장실을 다녀오도록 멈추는 경우가 대부분이지만 가능하면 관리 전에 다녀오도록 하는 것이 더 좋다.

④ 되도록 고객은 아무것도 입지 말아야 하며 욕조에 들어가기 전에 간단한 샤워를 하는 것이 좋다. 샤워가 불가능할 때에는 탈의 후 춥지 않게 긴 가운을 잠시 입게 한다.

⑤ 만약 고객이 그 어떤 타입의 케어도 받아본 적이 없다면, 목욕 가운을 입을 것인지 말아야 할지에 대해 이야기를 해야 한다. 되도록 고객이 누드의 상태에서 전신 관리하는 것이 좋다.

⑥ 모든 하이드로테라피 관리 후, 고객에게 물이나 음료가 제공되어야 하는데 관리 중 잃어버린 칼륨을 채우기 위해서이다. 오렌지 주스 종류가 가장 좋다.

⑦ 하이드로테라피 욕조 관리 중, 두통이 유발될 수 있으므로 고객의 머리 위에는 시원한 천을 준비해 둔다. 또한 고객이 갈증을 느낄 때는 시원한 물을 제공한다.

⑧ 욕조 관리 중에 어떠한 이유라도 고객이 혼자 있게 하지 않는다. 고객이 지나치게 릴렉스되거나 현기증을 느끼거나 물에 빠질 수도 있다.

⑨ 전력 배수 체계를 갖춘 욕조를 설치하고 빠른 배수를 위한 충분한 배관을 갖추어야 하며 필요에 따라 적당히 물을 가열할 수 있는 가열기를 가지고 있는 것이 좋다.

표 3-1. 목욕 종류별 물의 온도(℃)

구 분	온 도(℃)
차가운 목욕	4.4~ 21.1
시원한 목욕	21.1 ~ 26.7
미지근한 목욕	26.7 ~ 34.4
따뜻한 목욕	34.4 ~ 36.7
뜨거운 목욕	36.7 ~ 40.6
극히 뜨거운 목욕	40.6 ~ 이상

5) 욕조 온도

차갑고 시원한 물이 활력을 주고 관리에는 매우 좋지만, 데이 스파를 이용하는 고객들은 차가운 물을 이용한 관리를 싫어한다. 차가운 물을 이용한 테라피는 반드시 경험이 있는 고객에게 제공되어야 하며 처음 이용고객에게는 상세히 설명해 주어야 된다.

극히 뜨거운 목욕은 많은 경험이 있고 건강한 사람에게만 실시해야 하며 온도는 46.1~48.9℃ 정도인데, 40.6℃ 이상은 혈압이 갑자기 내려가고 심장에 심각한 스트레스를 줄 수 있기 때문에 보통은 실시하지 않는다(35℃ 때부터 혈압은 낮아지기 시작한다). 숙련되지 않은 이들에게 적당한 범위는 32.2℃ 중반대(33.9~35℃)에서 37.8℃를 넘지 않도록 한다.

욕조의 온도를 기록 및 표시하는 장치가 있어야 한다. 고객을 체크하는 다른 방법은 고객의 맥박을 측정하는 것이다. 최대 맥박률은 120 이상을 넘지 않는 것이 좋다. 따라서 욕조 관리 동안 고객과 함께 머무르는 것이 좋으며 고객이 편하게 있는지, 너무 뜨겁지는 않은지, 현기증이 오거나 두통이 있는지를 확실히 살펴야 한다. 이 중 어떠한 상황이라도 일어나면, 관리를 중지해야 한다. 또한 욕조에 공기나 물 분출기가 있다면 물이 순환될수록 온도는 오를 것이라는 것을 염두에두어야 한다. 따라서 관리 동안에는 온도를 계속 살펴 보고 쾌적한 32.2℃ 중반의 온도를 유지하기 위해 필요하다면 차가운 물을 첨가하도록 한다.

*** 요약 : **욕조 온도**

- 평균 온도는 32.2℃ 중반으로 유지되어야 하는데 대략 33.9~35℃ 정도이다.
- 40.6℃를 절대 넘지 않도록 한다.
- 욕조의 온도는 공기와 물의 흐름과 함께 올라간다. 온도계를 보고 일정하게 유지한다.
- 경험이 많지 않은 사람들에게는 낮은 온도가 더 좋다.
- 현기증이 있을 때는 그만 두어야 한다.

6) 관리시간

욕조에서의 관리시간은 관리 프로그램에 따라 달라지는데, 중요한 한 아이템이 관리의 목표가 된다. 만약 특별한 첨가물 없이 하는 욕조 관리라면 미지근하거나 따뜻한 온도로 30분 정도까지 좋다. 그러나 만약 욕조가 뜨겁고 첨가물들이 자극적이고 수중 마사지가 행해지거나 다른 관리들이 추가된다면, 욕조에서의 시간을 철저히 줄여야 한다. 비록 건강한 사람들에게만 관리가 제공되지만, 건강해도 초보자라면 쉽게 현기증을 느낄 수 있으므로 관리시간은 적게 시작해야 하며 고객의 편안함 정도에 따라 점차 늘려야 한다. 처음에는 15분 정도의 관리가 좋고, 점차적으로 최대 30분으로 늘려야 한다.

기본적으로 욕조 안의 시간과 휴식시간은 같아야 한다. 만약 사람이 욕조 안에 30분 동안 있었다면 휴식시간 역시 30분이어야 한다는 것이다. 그러나 이것은 데이스파의 환경에서는 기대하기 어려운 상황이기 때문에 힘들다. 따라서 휴식시간을 상담과 함께 하거나 다른 서비스와 연계하는 것 등은 고객을 균형을 맞추는 것이 가장 합리적이다. 처음 이용자나 60세 이상의 고객은 반드시 5~15분 사이로 시작해야 한다. 매우 건강하고 활동적인 사람들은 15~20분으로 시작하고 3회의 관리 동안 30분까지 늘릴 수 있을 것이다. 목욕은 대부분의 상황에서는 매일 행하는 것이 좋으나, 만약 고객이 단순히 피로를 풀기 위해 목욕을 하는 경우라면 주 1회 정도 규칙적으로 적용한다. 그러나 목표가 비만 해소 또는 셀룰라이트의 감소 등이라면, 주 2~3회 정도로 해주는 것이 더 효과적이다.

표 3-2. **욕조 관리 시간 예**

구 분	시간(분)
처음 ~ 3회째	5 ~ 15
무경험자, 60세 이상 고령자	5 ~ 15
일반적으로 건강하고 활동적임	15 ~ 25
경험자	20 ~ 30

7) 냉, 온 교대 목욕

일반적으로 따뜻한 목욕은 긴장을 풀어주어 편안한 반면 차가운 목욕은 자극적일 수 있다. 온욕과 냉욕을 교환하는 것은 이 테라피의 특이한 형태지만, 냉욕의 시간은 온욕시간보다 훨씬 더 짧아야 한다. 안전한 한 예로, 아주 차가운 물에서 1분, 다음에 따뜻한 물에서 5분 또는 시원한 물에서 2분, 그 다음 따뜻한 물에서 6분 정도 하는 것이 몸의 기능을 저하시키지 않으면서도 몸의 자극을 유지하는데 적당하다. 온욕과 냉욕 사이를 급히 왔다 갔다 하는 것에 주의를 필요하고, 특히 온도 차가 클 때는 더욱더 주의하여야 한다.

8) 공기와 워터 제트 주의 및 검토사항

① 일부 욕조는 공기 주입을 하면 워터 제트는 물의 온도를 빠르게 상승시킨다. 온도 수치를 잘 살펴봐야 한다.

② 모든 제트들은 물이 갑작스럽게 밖으로 튀지 않도록, 또는 모터가 망가지는 상황이 오지 않도록 물로 잘 적셔져 있어야 한다. 고객이 제트 위를 밟고 들어가선 안 된다. 만약 그랬다면, 계획했던 집중치료 부분의 제트들을 반드시 살펴봐야 한다.

③ 제트 사용 전에, 고객에게 충분히 안내를 해 줘야 한다. 보통 제트들은 처

음에 전체적으로 거품을 일으키기 위해 작동하며 진동을 일으킨다. 고객이 균형을 위해 핸들을 잡고 있는지 잘 확인한다. 대부분의 욕조들은 고객을 제자리에 유지시키기 위해 발 막대가 있다. 반드시 제트를 켜기 전에 모든 위치를 설명한다.

④ 만약 프로그램 기능이 있는 욕조라면 워터 제트는 자동적으로 켜진다. 대부분의 상황에서는 워터제트가 발에서부터 목의 뒤쪽까지 작동이 시작한다. 그 후 제트는 특정 시간 동안 작동한다. 보통 30분의 관리시간 중 10분이 소요된다. 그 후 첨가물을 이용한 마사지나 수중 마사지 후 10분간 거품 제트로 휴식을 취한다.

***** 적용 예**

- 처음 시작할 때: 10분간 제트만 사용
- 관리 때: 10분간 욕조 안에 첨가물을 이용한 마사지 혹은 수중 마사지를 시행한다.
- 진정시킬 때: 10분간 시원한 물을 적용하여 진정시킨다.
- 무경험 고객에게는 시간을 반으로 줄인다.

3.4 수중 마사지

1) 효과

① 수중 마사지는 활력 없는 근육에 물의 저항력을 제공하는데 이는 약한 근육을 강화시키거나 근육을 활성화, 동작 연결, 화상 입은 피부의 치유를 자극하고 정화, 근육 기능을 돕기 위함이다.

② 수중 마사지는 셀룰라이트의 파괴와 용해에 매우 효과적이며 다중적인 관리를 필요로 한다.

③ 수중 마사지는 혈액순환을 증진시키고 피부 기능을 자극시킨다.

④ 손으로 수중 림프 배출을 하기 위해 훈련된 관리자가 호스를 사용하여 기계적 수중 림프 배출 마사지를 하는데 이를 아쿠아 드레나지(aqua drainage)라고 한다.

⑤ 수중 마사지는 고객을 매우 편안하고 상쾌하게 만든다.

⑥ 다리, 팔, 등에 가해지는 물의 소용돌이는 사람에게 전체적으로 건강한 느낌을 가지게 한다.

2) 관리의 목적에 따른 특수 호스 다루기

호스를 사용하기 전에 물보다 아래에 잘 위치해 있는지, 호스를 안전하게 잡고 있는지 확인해야 한다. 만약 호스가 관리 중 관리자의 손에서 벗어나게 되면 그것은 날아가거나 사방에 물을 튀길 것이며 고객에게 부상을 입힐 수 있으므로 관리 내내 반드시 호스를 잡고 있어야 한다. 또한 노즐의 방향을 흐름에 맞춰 심장을 향하도록 유지하며 손가락을 노즐 위로 잡아 압력을 측정하도록 하고 호스로부터의 압력은 고객에게 편안한 정도의 수준이어야 한다.

수중 마사지는 보통 발바닥부터 시작하여 천천히, 편안하게 둥글게 움직이고 모든 움직임은 심장을 향해 적용한다. 수중 마사지의 시간은 반드시 5~10분 사이로 하되, 15분을 넘지 않도록 한다. 이것은 매우 자극적인 운동이기 때문에 고객을 쉽게 지치게 할 수 있기 때문이다.

3) 수중 마사지 순서

① 발바닥부터 시작하여 둥글게 올라가며 발끝까지 간 후, 다리 안쪽부터 사타구니까지 가고, 또 다시 다리 바깥쪽부터 엉덩이 쪽으로 간다. 다리 바깥쪽을 할 때에는 무릎을 몇 번 돌린다. 림프절(무릎의 뒤, 사타구니, 겨드랑이, 쇄골부분의 목 아래 등)은 직접 압박하지 않도록 한다.

② 다음은 다리의 맨 위부터 움직여서 계속 다리의 옆에서 둥글게 움직인다. 그 후 고객에게 옆으로 조금 돌게 한 후, 엉덩이부터 등까지 올라가도록 한다. 등은 시작할 때 부분을 나눠서 해야 하며 부드러운 움직임으로 척추 중앙으로 위로 한 후 등 아래로 내려오고, 바깥쪽으로 한 후 척추 열을 따라 바깥쪽으로 하고 어깨로 올라간다.

③ 고객은 등을 대고 눕고 어깨와 목은 물속에서 낮게 누워 있을 동안 행해진다. 등과 목은 전형적인 스트레스와 긴장이 그 부분에 있기 때문에 보통 다른 부분보다 더 많이 관리한다.

④ 호스는 다른 발로 다시 가게 하고 순서는 그 다리 쪽에서 몸으로 다시 되풀이 된다.

⑤ 만약 복부를 관리해야 한다면, 상당한 신경을 써서 관리해야 한다. 그 곳은 보통 관리의 마지막 부분이며, 압박은 낮춰져야 한다. 위장을 위한 움직임은 왼손의 낮은 곳에서 시계방향으로 시작해야 하며 천천히 사각을 이루며 배꼽 주위의 결장의 흐름에 따라 움직인다.

4) 수중 마사지에서의 금기사항

수중 마사지 활동은 몸을 크게 자극시킨다. 따라서 건강이 좋지 않은 상태, 즉 빈혈이나 체질적으로 약한 사람, 만성질병환자, 혈관 질환(정맥류, 정맥염, 혈우병, 당뇨)환자 등에게 행해지면 안 된다. 고객의 혈압이나 편안함 정도를 항상 체크해야 하며, 현기증이나 지나친 과열 상태가 일어난다면 바로 관리를 중지해야 한다.

3.5 욕조 관리 종류

표 3-3. 일반적인 욕조 관리 형태

구분	특징
보통 물로 하는 목욕	어떠한 첨가물도 없고, 수중 마사지가 있거나 없음
탈라소테라피 목욕	해초, 해수, 해염, 종종 바다 진흙이 첨가물로 들어감
아로마테라피 또는 허벌 목욕	허브나 에센셜 오일이 첨가물로 들어감

1) 보통 물로 하는 목욕

해초나 아로마 에센셜 오일 등의 첨가물은 목욕 효과를 더욱 상승시킨다. 또한 해초와 솔트, 에센셜 오일의 혼합은 아주 흔하게 사용된다. 목욕시 어떤 첨가물을 넣을 것인가에 대한 것은 고객의 취향이나 경험 또는 전문가의 추천에 달린 문제이다. 에센셜 오일의 수에 따라 혼합 방법은 다양해질 수 있는 것이다. 해초, 해수, 해염들은 원료에 따라 여러 가지로 잘 구성되어 있으므로, 전문가의 추천에 따라 해양 관련 물질들을 잘 선택해야 한다. 첨가물들은 고객이 욕조에서 휴식을 취한 지 적어도 5분에서 10분 정도가 지난 후에 투입되어야 하며, 그렇지 않는 경우로는 전문가의 조언에 따른다. 여러 가지 목욕법에서, 모공을 열고 독소 배출을 위해 건초 허브를 사용하기도 하며, 신장과 배설 문제에 효과가 있는 귀리를 사용하기도 한다. 또한 혈관 질환과 강장효과를 위해 파인 스프링을 쓰기도 한다.

2) 탈라소테라피 목욕

해초 목욕은 신진대사와 혈액순환을 증진시키며 체내 물질의 교환을 활성화시키고, 독소의 배출과 물질 소모를 돕는다. 해초는 비타민 A, B_1, B_2, B_{12}, C, D, E, K 등이 풍부하며 몸 전체의 재활을 돕는다. 미네랄 솔트를 세포 생명력에 효과가 있는데, 피부의 보습과 피부결을 곱게 만드는 데에 도움이 된다. 해초 속의 요오드 성분은 갑상선에 관여하며 활발한 신진대사와 순환, 세포의 재생을 돕는다. 또한 목욕에서 해초는 근육의 휴식을 돕는다.

***** 피로를 푸는 목욕**

- 파란색, 녹색: 스피룰리나(Spirulina)
- 갈색: Fucus, Ascophyllum Nodosum
- 빨간색: Chondrus, Corallina

Spirulina는 비타민과 베타카로틴이 풍부하고 피로를 감소시키고 신진대사를 자극하는데 효과가 있다. Fucus와 Ascophyllum nodosum은 비타민과 아미노산이 풍부해서 휴식과 중화의 효과가 있다. Chondrus와 Corallina는 둘 다 강화제이면서 재생의 효과가 있다.

***** 상쾌하게 하는 목욕**

- 파란색: Spirulina
- 갈색: Laminaria, Fucus, Macrocystis
- 녹색: Chlorella

Laminaria는 미네랄과 아미노산이 풍부해서 신진대사를 증진시키고 갑상선 활동을 촉진시키기도 한다. Fucus와 Macrocystis는 높은 요오드 함유율을 가지고 있고 신진대사를 자극하며, 칼륨을 다량 함유하여 셀룰라이트 감소에 효과적이다.

Chlorella는 철분, 비타민 B_3, 엽록소, 핵산이 함유되어 있는데, 재생과 순환의 촉진을 위해 사용된다.

이 해초들은 원하는 대로 한 가지만 사용되거나 혼합 사용될 수 있다. 대체로 효과적인 사용을 위해 여러 가지 해초를 조합하여 만들어진 제품들이 있다. 보통 한 번의 목욕은 4~6 온스의 파우더로 된 해초를 사용한다. 파우더들은 먼저 보울(bowl)에 따뜻한 물을 담아 혼합되어야 하며 그 후 욕조에 첨가되어야 한다. 만약 수중 마사지가 시행될 것이라면, 해초의 양을 줄여야 한다.

3) 아로마테라피 목욕

사용가능한 수백 가지의 에센셜 솔루션들이 다양하게 있기 때문에 관리를 매우 복잡하게 만들 수도 있지만, 실시할 몇 가지만 선택하여 시작한다면 더할 나위 없이 좋다. 많은 가지수의 에센셜 오일들을 쓸 수도 있지만, 아로마테라피에 대해 제대로 된 이해를 하기 전까지는 대표적으로 많이 쓰이는 것만 선택하는 편이 가장 좋을 것이다. 몇 가지 에센셜 오일은 다른 것들과 반작용을 할 수도 있다.

다음의 블랜딩은 어떤 경우에는 3가지 이상의 오일들을 포함하므로, 선택에 따라 몇 가지만 골라서 한다. 일반적으로 목욕에 적당한 양은 이미 에센셜 오일이 캐리어 오일에 블랜딩되어 있는 경우라면, 10~30방울이고, 싱글 에센스는 10방울 이상을 넘지 않도록 한다. 제품 설명서에 명확하게 제안하지 않는 한, 이 양을 넘지 않도록 해야 한다. 다음은 블랜딩의 예이다.

- **휴식:** 라벤더, 클라라세이지, 멜리사, 일랑일랑, 베르가모, 카모마일
- **촉진:** 로즈마리, 타임, 라벤더, 파인, 사이프러스
- **진정:** 카모마일, 자스민, 제라늄, 로즈
- **보습:** 오렌지 블로섬, 네롤리, 파촐리, 라벤더
- **탄력:** 파인, 타임, 캄파, 주니퍼

대부분 목욕의 개념들은 세 가지에 근거하는데 휴식, 촉진과 활성화, 안티 셀룰라이트 관리 등이다.

3.6 하이드로테라피 욕조 관리 순서

1) 고객은 옷을 벗고 샤워를 한다.

2) 고객은 욕조까지 안내되고, 앞으로의 절차에 대한 설명을 들어야 한다. 금기와 투약 등에 대해 고객이 사전에 들어봤다 하더라도 다시 설명해 주어야 한다.

3) 고객은 욕조의 가장자리에 앉아 다리를 옮기고 관리자의 도움을 받아 물 속으로 들어간다. 욕조는 이미 물로 차 있지만 대개는 아직 첨가물들을 넣지 않은 상태여야 한다.

4) 관리자는 고객이 편히 앉도록 도와주고 베개에 머리를 대어주며 발을 발 안전대 밑이나 발판에 놓도록 한다. 고객의 손은 핸드레일 위에 있어야 한다. 고객이 편안해졌다면 관리를 시작한다.

5) 기계의 설명서에 따라 에어와 워터제트를 켠다. 고객이 휴식을 취하는 처음 10분 동안, 욕조에 첨가물들이 혼합되고 더해진다. 이때가 바로 해초나 진흙, 아로마 에센셜오일이나 어떠한 첨가물들이 욕조 안에 들어가면 좋을지 고객과 상의하기에 가장 좋은 때이다.

6) 만약 관리에 적용하는 것이 가능하다면 그 후에 호스를 이용한 수중 마사지가 행해진다.

7) 가끔 이 시점에서 관리의 마지막 10분쯤에 물이 식게 된다. 이것은 관리과정과 고객의 상태 등에 달려 있다. 고객의 편안함을 어떻게 느끼는지를 30분의 관리 동안 계속 체크해야 한다.

3.7 목욕 관리의 마무리

고객이 다른 관리를 받고 있지 않다면, 관리시간만큼 휴식을 취하게 하는 것이 적당하다. 그러나 이것은 대부분의 데이 스파에서는 이루어지기 어렵기 때문에 관리 후 고객에게 매니큐어나 헤어 스타일링이나 전체 보디 마사지를 받게 하는 것이 적합하다. 만약 고객이 오직 목욕만을 원한다면, 그에게 홈 케어의 절차와 제품에 대하여 교육을 시킬만한 휴식시간을 갖도록 해야 한다.

1) 목욕관리의 순서

① 물이 식는 시점 후에 관리가 끝났다면 모든 워터와 에어 제트들을 정지시켜야 한다.

② 고객은 일어선 후 욕조의 안쪽을 향하면서 욕조의 모서리에 앉는다.

③ 고객은 관리자의 도움에 따라 천천히 다리를 옮긴다. 이때 고객이 미끄러지지 않도록 타월을 바닥에 깔아두어야 한다. 또한 젖은 몸 위에 걸쳐줄 가운을 준비한다.

④ 관리자는 가운으로 고객을 감싸주고, 절대 타월로 고객의 몸을 건조시켜서는 안 된다. 젖은 상태의 몸은 반드시 가운으로 감싸줘야 한다.

⑤ 그 후 고객은 쉬는 공간이나 화장실로 안내되어야 한다. 이 후 고객에게 천천히 마실 수 있는 음료나 물을 한 컵 제공하도록 하는데 주스가 더 좋을 것이다. 그 후 제품 상담과 더불어 상의를 해야 하는데, 만약 다른 관리가 될 예정이라면 이 과정은 모든 관리 후에 이루어져야 될 것이다.

2) 욕조와 룸의 청소

하이드로테라피 욕조 관리는 스파 부분에서 위생과 청결의 실행과 같이 강조되어야 한다. 욕조는 반드시 청소 및 소독이 되어야 한다. 이것은 단순히 방수시키고 닦아내는 것만을 의미하는 것이 아니다. 욕조 내의 제트들도 세척되어야 하며 모든 욕조는 헹굼과 건조과정을 거쳐야 한다. 룸을 청결히 하고 타월로 닦아내야 한다. 바닥도 청결해야 하며 건조되어야 한다. 이것은 위생적인 관리를 위해 꼭 필요한 과정이다.

*** 요약 : **목욕 관리**

하이드로테라피는 데이 스파 관리의 정점이다. 하이드로테라피 욕조는 비싸지만 다른 양식의 제공 없이도 다목적성과 관리의 품격을 제공한다. 하이드로테라피가 제공하는 신체적 효과는 휴식과 신진대사 증진, 피로의 감소, 해독작용, 피부 컨디셔닝, 긴장의 완화 등이다. 하지만 여기에는 몇 가지 염두에두어야 할 사항들이 있다. 하이드로테라피가 주는 임상 효과들은 연구 능력과 노력에 따라 계속 성장할 것이며 고객의 건강에 장기간에 걸쳐 계속 도움을 줄 수 있다. 고객뿐만 아니라 관리자에게 오는 신체적 이익들까지 기술하기에는 그 양이 너무 방대하다. 하이드로테라피는 효능과 커다란 기쁨을 제공하는 완벽한 테라피인 것이다.

3.8 샤워(shower)

여러 가지 형태의 샤워들이나 기타 종류는 인간이 물을 사용한 때부터 존재해왔다. 머리에 한 잔의 물을 뿌리는 가장 단순한 형태부터 오늘날 복잡한 샤워들에 이르기까지 열거할 수 있다. 샤워는 현재 하이드로테라피의 또 다른 형태라고 할 수 있다. 매일 아침이나 저녁에 사람들은 분명 하이드로테라피를 실시하고 있는 것이다. 우리가 이미 물이 사람의 장기에 어떤 역할을 하는지에 대해 살펴보았듯이, 물을 응용한 샤워 형식은 워터테라피의 범주를 크게 강화시킨다. 집에서 하는 단순한 샤워라도 그것의 진정한 가치를 알고 사용한다면 하나의 하이드로테라피라고 할 수 있다. 데이 스파로 전향하고 싶은 살롱은 반드시 최소 샤워는 추가해야 한다. 문제는 그 어느 누구라도 집에서 샤워를 해봤던 그 순간부터 일반적인 행위로 치부해 버리기 때문에 그에 대한 큰 관심은 없을 수도 있지만, 우리가 생각했던 것보다 샤워에는 훨씬 많은 것들이 내재되어 있다. 그리고 더 복잡하고 다양한 샤워의 종류들이 있는데 그것들은 비시 샤워(Vichy shower), 스팀 샤워(Steam shower), 스위스 샤워(Swiss shower) 등 그 외에도 많다. 이러한 각각의 샤워들은 비슷한 기능과 다양성을 지니고 있다. 데이 스파에서는 필요성과 공간 배치에 따른 효율성을 판단하여 설치하는데 이러한 샤워들을 일부 또는 모든 스파 시스템에 추가 및 선택될 것이다.

일부 다양한 샤워를 도입하고 있는 뷰티분야는 다양성과 각각의 색다른 특별 관리를 하는 능력과 효율성에 달려 있다. 따라서 데이 스파에서 어떻게 쓰이는지 알아보도록 한다.

1) 일반 샤워

일반 샤워는 데이 스파로 전향하려는 살롱에게 꼭 필요하다. 샤워는 많은 목적에 따라 사용된다. 고객이 전신관리 전 샤워를 할 때의 목적은 다음과 같이 세 가지로 볼 수 있다.

첫째, 고객을 청결하게 하기 위한 것이다. 고객은 반드시 비누를 사용하여 깨끗이 닦아내야 한다.

둘째, 보통 처음에 하는 샤워는 따뜻한 샤워인데 이것은 따뜻함이 관리를 받을 고객의 근육을 쉬게 하고 긴장을 풀어주기 때문이다. 이렇게 따스하게 하는 것은 몸에 중요한 영향을 미치고 앞으로 받을 어떠한 관리라도 잘 받아들여질 수 있도록 도움을 준다.

셋째, 샤워는 관리자에게 고객이 청결하다는 느낌을 줄 뿐만 아니라, 관리 받을 부위를 준비하는 시간을 벌고 고객에게 익숙해지도록 도움을 준다.

샤워는 관리중 사용한 제품, 즉 해초, 진흙, 때 등을 닦아내는데 사용이 된다. 만약 샤워가 실제로 관리 형태로서 사용된다면 다양한 물의 선택과 압력을 가진 샤워헤드 시스템으로 해야 한다. 샤워 헤드 또는 손잡이 호스 샤워로 하는 것은 단순한 샤워를 워터 마사지 장치로 바꾸는 것이다. 예를 들어 손잡이 호스 샤워는 국부적 관리에 쓰이는데 고객이 관절에 통증이 있거나 부은 경우에는 그 부분에만 몇 분 동안 차가운 샤워를 실시하면 된다.

(1) 샤워장의 규칙

샤워장은 고객이 이용한 후 매번 청결한 상태로 되어야 하고 소독과 건조가 되어야 한다. 이것은 샤워기와 샤워커튼, 샤워장 밖의 바닥까지 포함한다. 샤워장에서 유독 허락되는 제품들은 비치되어 있는 비누, 샤워 겔, 샴푸 등 뿐이다. 절대 샤워장에 공용의 고형 비누는 비치하지 않는다. 만약 고형 비누를 꼭 비치해야겠다면 스파에서 제공하는 크기만큼의 비누를 준비한다. 고객들이 샤워를 할 때마다, 그곳에는 반드시 깨끗하고 새로운 목욕 타월이 있어야 한다. 절대로 고객에게 같은 타월을 두 번이나 세 번 사용하게 하지 않는다. 욕실용 매트 또한 고객마다 바뀌어야 한다. 샤워장 안에서 고객이 규정된 시간보다 더 오래 머무는 것을 허용하지는 않는다. 매우 뜨거운 물은 혈압을 높게 하는데 고객이 샤워장 안에서 쓰러지는 원인이 될 수도 있다. 샤워하러 가는 동안과 샤워하는 동안에는 항상 고객과 함께 남아서 고객의 안전을 살피고 고객의 이동을 돕기 위해서 남아 있도록 한다.

(2) 일반적인 샤워 관리

① 준비와 헹굼

항시 고객이 먼저 샤워와 샴푸를 하게 해서 깨끗이 한다. 그 후 3분간 잘 헹구고 휴식을 3분간 취하도록 한다. 이후 샤워가 제품을 씻어내기 위한 목적일 때 헹구는 것은 5분이어야 한다. 만약 고객이 관리실에서 샤워하는 곳까지 가는 동안 추위를 느낀다면 몸을 다시 따뜻하게 하도록 샤워장에 더 머무르게 한다.

② 차가운 샤워

시원하거나 차가운 샤워는 몸을 상쾌하게 하고 피부를 수축시킨다. 차가운 샤워는 보통 따뜻한 샤워 후에 하거나 관리의 마지막에 몸의 기능을 하기 위함이다. 만약 고객이 따뜻한 샤워를 5~6분했다면 차가운 샤워에서의 시간은 약 1~2분이 되어야 한다. 이것은 매우 효과적이다. 관리자가 만약 손잡이 노즐을 가지고 있다면, 통증이 있거나 부은 부분에 직접적으로 차가운 샤워를 할 수 있을 것이다. 차가운 샤워는 따뜻한 샤워와 교차하며 사용되기도 한다. 일반 샤워에서는 이것이 물을 데우거나 시원하게 할 때에는 조금 어렵다. 뜨거운 것과 차가운 것을 교차하기 위한 시간은 최대 12~15분이고, 차가운 샤워를 하는 시간은 따뜻한 샤워시간의 1/3이 되어야 한다.

③ 헹구기

헹구기 위해 샤워하는 것은 관리의 모든 단계를 거치는 동안 여러 차례 하게 되므로, 헹구기는 빨리 이루어져야 한다. 물론 첫 번째 샤워는 고객이 처음에 도착했을 때 몸을 씻기 위한 과정이므로 비누나 샤워 겔이 꼭 사용되어야 한다. 그 후 헹굴 때에는 다시 비누칠을 하지 않는다. 헹구기는 보통 따뜻해야 하고 1분 정도 안에 끝나야 한다. 고객이 헹굴 동안 관리자는 다음 단계의 준비를 하거나, 침대 바꾸기 등을 하고 있어야 한다. 그러나 관리자는 항시 고객을 샤워장으로 데려가고 곁에 있어야 한다.

2) 스위스 샤워(Swiss shower)

스위스 샤워는 몇 십 년 전만 해도 종종 서큘러 샤워라고 불렸는데 이는 사람이 코일같이 보이는 곳 안에 서 있어야 했기 때문이다. 그곳에는 6개에서 10개의 철사들이 샤워실을 둘러싸고 있고 파이프에는 물이 나오는 수백 개의 구멍이 있다. 샤워의 목표는 과거나 현재 모두 목표 부위에 물의 흐름을 집중시키는 것이다.

최근 이것과 유사한 것이 생겼는데 이는 4개 모서리 모두에 8개에서 16개의 물을 뿜는 파이프가 있는 것이다. 또 다시 집중되는 부위는 3곳인데, 윗줄은 몸통 위쪽을 집중하고 중간 줄은 배와 등 아래 부분을, 낮은 줄은 힙과 허벅지 부분을 집중한다. 샤워스톨은 보통 머리 위의 샤워꼭지가 수직이기 때문에 이 도구로 두 배의 효과를 보기 위해 꼭 필요로 한 것이다. 스위스 샤워의 가장 좋은 점은 일반 샤워의 공간만큼만 필요로 한다는 점이다. 또한 스위스 샤워의 특별한 관리법은 진동기를 가지고 뜨겁고 차가운 것을 교차하는 관리이다. 보통 고객이 샤워장으로 들어가지만 강약과 온도, 압력은 샤워장 밖의 관리자가 컨트롤러로 조절한다. 고객은 단순히 샤워장 안에 서 있는 것이고 나머지는 관리자의 손에 달려 있다.

스위스 샤워는 하이드로테라피와 워터 트리트먼트를 위한 것이며, 일반 샤워에는 많이 쓰이지 않는다. 이것의 주목적은 부드러운 방법으로 수압을 가하는 치료인데 이것은 치유적 관리의 효능 때문이다.

(1) 스위스 샤워의 주의사항

① 고객은 식사 직후 샤워를 하면 안 된다.

② 샤워 스툴을 고객이 잡을 수 있도록 벽에 손잡이가 있어야 한다.

③ 샤워 온도는 따뜻한 것과 차가운 것 사이를 같은 비율로 교차해야 한다. 온도는 반드시 편안해야 하고 고객 마다 알맞게 조절되어야 한다.

④ 샤워에서의 시간은 최고 15분이며 이것은 고객의 참을성에 따라 가감해야 한다.

⑤ 샤워헤드의 방향은 고객의 키에 맞춰 조절되어야 한다. 키가 작은 사람이 샤워장에서 물의 압력이 목에 연속적으로 가해지는 것은 좋지 않다.

스위스 샤워는 보통 독자적으로 쓰이지 않고 다른 서비스들과 함께 제공된다.

(2) 관리의 예

① 고객은 관리를 위해 스파에 들어가고, 옷을 벗고, 보통의 씻는 샤워를 한다.

② 관리자가 컨트롤 패널로 따뜻하고 시원한 걸 교차하는 것으로 스위스 샤워를 조절하는 데 5~10분 또는 12분 동안 한다. 컨트롤과 온도는 제작자에 의해 특별히 고안되어야 한다.

③ 샤워가 끝나면 고객이 나와서 가운을 걸치고 관리의 가지 수에 상관없이 관리가 이루어질 수 있는 공간으로 옮겨져야 한다. 간단한 조합의 형태는 스위스 샤워와 마사지 관리이다. 이것은 1시간용 관리로 적당하다. 만약 고객이 단순히 스위스 샤워만을 원한다면 마무리 로션을 바르고 홈 케어에 대해 설명하고 나면 관리는 끝난다.

3) 비시 샤워(Vichy shower)

비시 샤워는 웨트룸(wet room)을 사용하는데 웨트룸은 보통 잘 방수가 되도록 바닥부터 천장까지 타일로 되어 있으며 수증기와 따뜻함을 조절하는 통풍과 채광 등으로 되어있다. 비시 샤워는 구멍이 있는 편평한 막대로 물이 테이블이나 침대 위에 비나 폭포처럼 쏟아지는 것이다. 비시 샤워는 젖게 되고 고객이 누워 있는 침대 4피트 위에 설치된다. 몇몇 스파들은 타일로 싸인 테이블을 사용하지만 그런 소재들은 매우 불편하다. 어떤 곳들은 특수한 워터 폼 패드를 금속 위에 써서 녹슬지 않게 하거나 플라스틱 테이블을 쓴다.

비시 샤워는 헹구는 장치로 사용될 수 있으며 실제로 그렇게 더 많이 사용한다. 이것은 뜨겁고 차가운 물을 교차시키고 진동시키도록 설계되어 있다. 고객에게 영향을 주는 수압은 편안하게 비 내리는 정도이다. 물의 흐름과 온도, 진동은 관리자가 컨트롤 패널로 조작함으로써 조절된다. 이 패널은 보통 침대의 끝에 있다. 관리자는 자주 젖게 될 것이므로 반드시 비시 샤워 관리를 하기에 적절한 옷을 입어야 한다.

고객이 하이드로테라피에서 절대 혼자 남겨지면 안 된다는 것은 아무리 강조해도 지나치지 않다. 조명이 낮춰지고 부드러운 음악과 함께 한다면 샤워의 효과의 치유력은 높아지고 단순히 몸을 헹구는 것보다 확실히 좋아진다.

고객이 비시 샤워 하나만 예약할 수 있지만, 솔트 램프나 머드 트리트먼트 또는 시위드 랩 등을 효능에 맞게 혼합하여 사용하는 것이 좋다. 이 물질들은 씻어내는 것으로도 쓰이지만 웨트룸을 더욱 효과적으로 활용하는데 좋다. 사용한 솔트 램프, 머드, 시위드 랩은 웨트룸(wet room)에서 깨끗이 제거함을 원칙으로 한다.

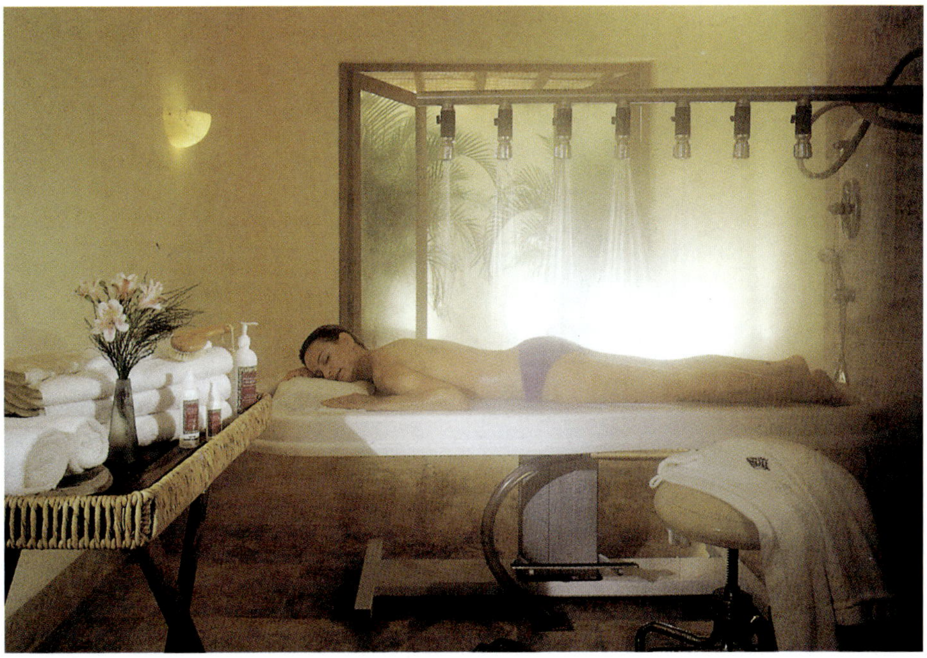

(1) 비시 샤워의 주의사항

① 고객은 식사 직후 바로 샤워를 하면 안 된다.

② 고객이 테이블 위에 대충 자리를 잡았다면 비시 샤워 끝이 고객의 머리를 치지 않도록 한다.

③ 손잡이 샤워 호스는 물의 온도를 알아보는데 쓰인다.

④ 만약 비시 샤워에 비닐랩이 있다면, 가능한 샤워가 고객의 얼굴로부터 안전한 위치에 있게 한다. 불가피하게 물이 조금 고객의 얼굴에 닿을 수도 있으나, 가능한 그것들을 빨리 없애도록 한다.

⑤ 관리자는 반드시 젖을 것에 대비하고 있어야 한다. 옷을 갈아입거나 방수옷을 입고 신발을 신고 있어야 한다. 비시 샤워는 컨트롤 패널이 바깥쪽에 있다 해도 계속 물을 튀기거나 발을 젖게 할 수 있다.

⑥ 고객이 몸을 뒤집을 때, 관리자는 고객이 테이블에서 미끄러지거나 구르지 않도록 조심해야 한다. 고객은 관리자를 향해 돌도록 지시를 받고 관리자는 고객이 도는 동안 허리를 잡아주도록 한다. 고객이 도는 것은 현기증이나 어지러움을 고려하여 반드시 천천히 행해져야 한다. 이것은 고객이 진흙이나 해초에 누워 있을 경우, 매우 미끄러울 때 특히 중요하다.

⑦ 고객이 테이블에 눕거나 나올 때 큰 주의를 기울여야 한다. 테이블은 매우 미끄러울 것이 며 고객은 보통 긴장이 많이 풀어진 상태이므로 우선 몸을 일으키게 한 후 옷을 입기 전 2분 동안 안정시키고 난 다음 방을 떠나도록 한다. 반드시 고객이 나가기 전에 바닥에는 젖은 타월이 있어야 한다.

(2) 비시 샤워의 예

① 고객은 스파로 들어가서 옷을 벗고 일반 샤워로 몸을 씻는다. 가운을 걸친 후, 고객은 웨트룸으로 안내된다.

② 관리자는 고객이 테이블 위로 오르는 것을 도와주고 고객을 엎드리게 해서 눕히는 동안 앞으로의 진행 상황에 대해 이야기해 준다. 반드시 머리는 얼굴 가리개가 있는 샤워의 끝부분에 위치해야 한다. 관리용품을 사용할 때, 예를 들어 솔트 등을 사용한다면 몸의 뒷부분 전체에는 솔트가 깔려 있어야 하고, 고객이 그 위를 굴러 앞부분도 솔트가 묻게 하도록 한다.

③ 비시 샤워는 관리에 따라 적당한 시간 동안 고객에게 물을 뿌리도록 가동하게 된다. 만약 솔트를 제거하기 위한 것이라면 2~3분 정도가 적당할 것이다. 만약 관리가 종합적인 것이고 비시가 부가된 서비스라면, 그 시간은 보통 10분 정도이다.

④ 고객이 굴러서 다시 배를 대고 누운 다음 비시 샤워의 절차가 되풀이된다. 여기에서는 반드시 솔트(salt)가 씻겨나가는지 확인해야 한다. 샤워 단계는 솔트 등을 위해 완벽히 끝나야 한다. 만약 머드나 해초가 따른다면 샤워 관리는 그것까지 제거하기 위해 되풀이 될 것이지만 시간은 좀 짧게 한다.

⑤ 샤워 전원이 꺼지고 난 후, 마무리 보디 로션을 뒤쪽에 바르고 고객이 뒤집어 누우면 앞쪽에도 바른다. 만약 건조한 방이 사용가능하다면 장소를 바꿔 그곳에서 로션과 마사지를 하는 것이 더 좋다.

⑥ 고객이 앉도록 도움을 제공하고 테이블에서 나오기 전에 몇 분간 안정을 취해 준다. 고객이 휴게실로 안내가 되고 나면 물이나 음료를 제공하여 쉬게 하거나 다음 관리단계로 들어간다. 이때 홈 케어 제품과 관리 상담 등을 할 수 있다.

(3) 비시 샤워와의 연계 관리 종류

① 비시 샤워 단독 관리

45분 정도 적용한다. 고객이 테이블에 있는 시간은 약 20분이다. 마무리 로션과 관리가 끝나는 것은 30분 이내이며 나머지 15분은 씻고 옮기고 상담하는데 쓰인다.

② 비시 샤워와 솔트 첨가물

1시간을 적용한다. 고객은 솔트를 이용하여 몸의 앞부분을 15분, 뒷부분에 10분 정도 적용한 비시 샤워를 10분 동안 실시하고 10분 동안 로션을 이용하여 마사지한다. 총관리시간은 45분인데 나머지 15분은 씻고 이동하고 상담하는데 쓰인다. 고객은 몸을 뒤집지 않고, 단지 옆에서 옆으로만 움직인다.

③ 비시 샤워와 머드, 해초 첨가물

관리가 전신인지 부분인지에 따라 45분에서 1시간 15분을 예약한다. 대부분 머드나 해초를 랩핑하는 데에는 30분 정도가 소요된다. 비시 샤워 시간은 10분 정도가 되며 장소에 따라 더 바르고 끝내는 시간은 달라질 수 있다. 마무리 로션 바르는 것은 적은 부분이면 시간이 얼마 들지 않겠지만 전신에 한다면 약 5~10분 정도 걸릴 것이다.

④ 비시 샤워와 솔트, 머드, 해초 첨가물

90분을 예약한다. 35분을 솔트를 전신에 적용하고 20분간 비시 샤워와 마사지를 한다. 머드나 해초를 랩핑하는 시간은 보통 30분이지만 제조 방법에 따라 다양해진다. 닦고 이동하고 상담하는 시간은 항상 동일하다.

4) 스팀 샤워

스팀 샤워는 스팀 캐비닛과 스팀 룸, 스팀 출력 등, 즉 열과 스팀 출력이 되는 모든 환경을 말한다. 스팀의 목적으로는 열과 습한 공기를 이용하여 몸에서 땀을 배출시키고 독소의 중화를 촉진시키고 순환을 자극하고 폐활량을 증가시킨다. 일부 사람들은 스팀 샤워를 많이 접하지 못하기 때문에 스팀 관리는 반드시 주의를 요한다. 데이 스파 관리를 위한 대부분의 형태는 하이드로테라피에 기초하고 있다. 이 양식들과 사우나를 한 데 묶는 것은 일반적인 고객들에게는 통상적일 수도 있다. 관리 입장에서 보면 피부에 제품이 스며드는 것을 방해할 수도 있는 사우나의 건조한 열기보다는 제품들과 함께 샤워와 스팀을 이용하는 것이 더 효과적이다.

스팀 룸, 샤워 또는 캐비닛은 매우 대중적인 관리인데 휴식차원에서 보면 비강과 호흡기 충혈을 청결하게 하는 효과가 있다. 또한 짧은 시간 동안의 따뜻하고 습한 열기는 피부에 도움이 된다. 그러나 스팀시간을 연장하면 습기를 과하게 가열시키고 피부 탈수를 일으키는 결과를 초래할 수도 있다. 스팀 샤워, 캐비닛 또는 룸이 다양한 샤워들과 혼합될 때엔 관리 중이나 관리 후 보습 제품을 피부에 바르는 것이 중요하다. 스팀 샤워와 캐비닛 또는 룸은 전신 관리 전에 하거나 또는 그 자체로 하는 것이 매우 좋다. 만약 고객이 스팀만을 위해서 왔다면 스팀 후의 보습을 위해 최소한 피부에 로션을 발라주고 관리 제품 판매와 연계하는 것이 좋다.

비용의 관점에서 보면, 스팀 룸보다는 스팀 샤워가 더 효과적이면서도 많은 비용이 들고 고객으로 하여금 데이 스파가 헬스클럽과 같다고 혼돈하지 않게 한다. 데이 스파의 주요목표는 관리이지 격한 운동 후의 휴식이 아니다. 스팀 다음에 하기에 좋은 형태는 첨가물이 들어가지 않더라도 시원한 샤워나 차가운 시설을 이용한 기타 샤워들이다. 만약 첨가물이 들어간다면 시원하거나 차가운 관리는 비록 고객이 과열되었다 해도 추천하지 않는다.

(1) 스팀 샤워의 주의사항

① 고객은 식사 직후를 피해야 한다.

② 스팀 샤워는 규칙적으로 청소되어야 하며 그 어느 곳에서도 곰팡이가 서식되게 해서는 안 된다.

③ 만약 에센셜 오일이 스팀에 주입되어 함께 사용된다면, 오일의 양을 적절히 사용하도록 주의해야 한다. 스팀은 몸에 대한 영향을 가속화시킨다. 아주 조금이라도 그 영향은 보다 길게 연장된다. 보통 유칼립투스와 캄파가 사용되지만, 서로 혼합하거나 다른 에센스가 혼합되지 않도록 주의해야 한다.

④ 스팀 샤워 안에서의 시간은 다음에 이어질 관리에 따라 대략 스위스 샤워와 동일하게 지켜져야 한다. 만약 오직 스팀 관리만 한다면 약 40.6℃에서 최장 10~15분이 되어야 한다. 경험이 적거나 연로한 고객들의 경우, 스팀 안에서 5~10분 이상 머물러서는 안 된다.

(2) 관리의 예

① 고객은 스파로 들어갈 때는 탈의를 하고 스팀 샤워로 들어간다. 만약 스팀 캐비닛이나 룸을 사용한다면 고객은 반드시 일반적으로 씻는 샤워를 먼저 해야 한다.

② 만약 고객이 스팀 샤워만 한다면 뜨겁고 차가운 테라피를 교차시키는 것이 좋은데(따뜻한 스팀에서 몇 분간, 시원한 샤워에서 몇 분간하는 방법) 이를 2~3회 반복한다. 만약 스팀 샤워가 다른 관리의 첫 번째 순서가 된다면 차가운 단계는 없애도록 한다.

③ 스팀 샤워가 완료되었을 때, 고객은 관리를 계속하거나 로션 마사지를 받아야 하며 그 후 홈 케어에 대해 상담 받아야 한다.

5) 스카치 호스(scotch hose)

일부 사람들은 스카치 호스를 스카치 샤워나 갤리엔 제트와 비슷한 것이라고 여긴다. 스카치 호스는 흥미로운 양식이며 이들과는 다르다. 스카치 호스 관리의 개념은 몸의 특정 부위에 강한 물의 흐름을 집중시키는 것인데 이는 극적으로 순환과 해독작용을 증가시키고 체지방을 분해시켜 주는 효과가 있다. 고객은 보통 관리자가 소방차 호스와 비슷한 장치로 2~3m 떨어진 거리에서 물을 내보내는 동안 벽에 붙어 있는 핸들을 잡고 벽 옆에 서 있는다. 일부 기기들은 분무의 목적으로 더 길거나 짧은 거리를 지원하는 여러 가지 노즐과 버전들을 가지고 있다. 수압의 힘과 관리시의 보통 거리 때문에, 스카치 호스는 룸에서 더 긴 공간을 필요로 한다. 이는 공간이 매우 한정된 데이 스파보다는 공간에 그다지 제약이 없는 데스티네이션 스파의 환경에서 좋다. 스카치 호스 관리를 제공하는 또 다른 방법으로는 한 룸에 하이드로테라피 욕조와 스카치 호스를 둔 비교적 큰 웨트룸(wet room)을 갖추는 것이다. 절대적으로 다른 두 사람이 동시에 관리받으면 안 되지만, 만약 룸이 자유롭다면 어느 한쪽의 관리를 해주거나 한 고객에게 둘을 혼합해서 제공하는 것이 가능하다.

(1) 스카치 호스의 주의사항

① 반드시 수압과 수온이 고객에게 너무 세게 하거나 과하지 않도록 한다.

② 고객에게 관리의 절차에 대해 전문적으로 설명하면 고객이 옷을 벗고 있는 동안 관리자가 관리실 안에 있을 것이라는 사실을 알게 될 것이다(만약 고객이 원한다면 목욕 가운을 입혀도 좋다).

③ 셀룰라이트 관리시에 너무 격렬하게 하지 않는다. 몇 분 후 약간 둔한 감각이 일부 사람들에게 나타난다. 그 때는 이 부분에 계속하는 것을 중단하거나, 5~10분 후에 다시 하도록 한다.

④ 견디기 힘들어하거나 수중에서 금방 지치는 사람들에게는 긴시간 동안 관리를 해서는 안 된다. 건강문제가 우려되는 사람은 반드시 짧은 시간 간격으로 관리의 시작 때부터 천천히 적응시켜야 하는데 5분 정도가 좋으며

점차적으로 증가시키는 것이 체질을 강화시키는데에 도움이 된다.

⑤ 만약 욕조 관리와 함께 한다면 빨리 스카치 호스를 먼저 하고 그 후 욕조 관리를 하는 것이 좋다. 스카치 호스가 끝부분이라면 시원한 물을 뿌리는 것이 적당하다.

(2) 관리의 예

① 고객은 옷을 벗고 룸으로 들어간다. 관리자는 반드시 관리의 자세한 내용에 대해 설명해야 한다.

② 관리자는 등이나 앞, 뒤에만 물을 쏘는 것 등의 방법에 대해 선택 가능하다. 고객은 계속 다리를 조금 벌린 채로 서 있어야 한다. 앞에서부터 또는 뒤에서부터 시작할지는 개인의 선택사항이다. 경우에 따라 앞에서부터 하는 것이 좋을 수도 있는데, 그것은 고객이 뒷부분을 관리받을 때 앞부분을 휴식할 수 있기 때문이다. 다른 한편, 만약 고객이 긴장하거나 주저한다면 최초의 불안감 경감을 위해 뒷부분부터 하는 것이 좋으며, 그 고객은 앞쪽을 먼저 하는 것에 비해 보다 더 편안함을 느낄 것이다.

③ 고객은 편안하고 따뜻한 느낌을 위해 전신에 골고루 분사해 준 상태에서, 이후 더 강한 집중과 함께 따뜻한 물은 느린 대사와 셀룰라이트가 있는 특정 부위나 물의 자극이 일어나길 원하는 곳에 분사되어야 한다. 하지만 가슴과 얼굴은 피해야 한다. 분사는 정확한 림프관 움직임에 따라 허벅지에서 사타구니 등에 맞춰주어야 한다. 각 부분별 분사시간은 2~3분을 넘지 않도록 한다.

④ 호스는 한 곳에서 다음 부분으로, 또 뒤로 다시 옮겨서 한 곳에 너무 길게 하지 않도록 한다. 관리의 전체적 지속시간은 최대 10~15분이어야 한다.

⑤ 경험자나 매우 건강한 사람에게는 따뜻하고 차가운 물을 교차해 가며 관리해 주어야 좋다. 매우 뜨겁고 차가운 물은 몸의 체계에 잠재적 충격을 줄 수 있으므로 피해야 한다. 고객은 항상 편안해야 한다.

⑥ 만약 뒤쪽에 분사를 하고 있다면 머리끝부터 발끝까지 부드러운 움직임으로 시행되어야 한다. 만약 앞쪽에 분사를 하고 있다면, 가슴과 얼굴은 피하고 발부터 시작해서 어깨까지 올라오도록 한다. 특별히 위나 복부를 집

중한다면, 움직임의 방향은 반드시 시계 방향의 움직임과 함께 이루어져야 할 것이다. 전체적인 분사가 끝난 후에야 특정 부위에 집중하여 관리할 수 있다. 집중된 부분에 몇 분간 실시한 다음, 또 다시 전체적으로 분사를 하면서 관리를 마무리한다.

⑦ 일부 사람들은 뜨겁고 차가운 것을 교차하는 관리를 매우 즐기기도 한다. 만약 둘 다 하게 된다면, 마지막에 차가운 분사를 아주 신속하게 실시함으로써 상쾌하게 만들면서 관리를 마무리하면 좋다.

6) 하이드로테라피 양식의 혼합

각각의 장비들은 데이 스파의 뛰어난 장점들을 지니고 있다. 최소한 한 가지라도 데이 스파와 하이드로테라피라고 불리는 트리트먼트에 지대한 영향을 미친다. 현재의 문제는 데이 스파에 넣는 장치를 고르는 것뿐이다. 관리 입장에서 보면, 어떠한 고객에게라도 같은 날에 한 가지 장치만 사용하게 하지는 않는다. 선택은 관리와 고객의 피부, 시간제한, 그리고 기타 다른 변화 상황에 달려 있다.

기기 선택의 다양성은 매우 좋은 일이다. 살롱의 공간, 새로운 데이 스파 공간 중 어느 것으로 할지는 중요한 고려 대상이다. 최소한 살롱은 보통의 샤워실을 가지고 있어야 하며, 하이드로테라피 욕조와 그 사이에 누울 수 있는 어떤 공간이라도 있어야 한다.

하이드로테라피와 웨트룸으로 관리하는 데 가장 큰 요점은 위생 관리이다. 반드시 청결하고 깨끗하며 위생적이어야 한다.

워터테라피는 전신 관리와 함께 데이 스파의 핵심이다. 기본적인 샤워에서부터 가장 복잡한 비시 샤워에 이르기까지, 이 기기들을 갖춤으로써 스파의 효과 측면에서 각각의 관리마다 상당한 영향을 미친다. 이것은 시간과 에너지를 절약하게 할 뿐만 아니라, 관리와 세척의 효과를 내기 위한 관리자의 노력까지 절감시킬 수 있다. 대부분의 제품 라인에서 스펀지와 보울의 물로 제품을 닦아낼 수 있지만 이는 효과가 크지 않을 뿐만 아니라 더 많은 시간을 소요시킨다.

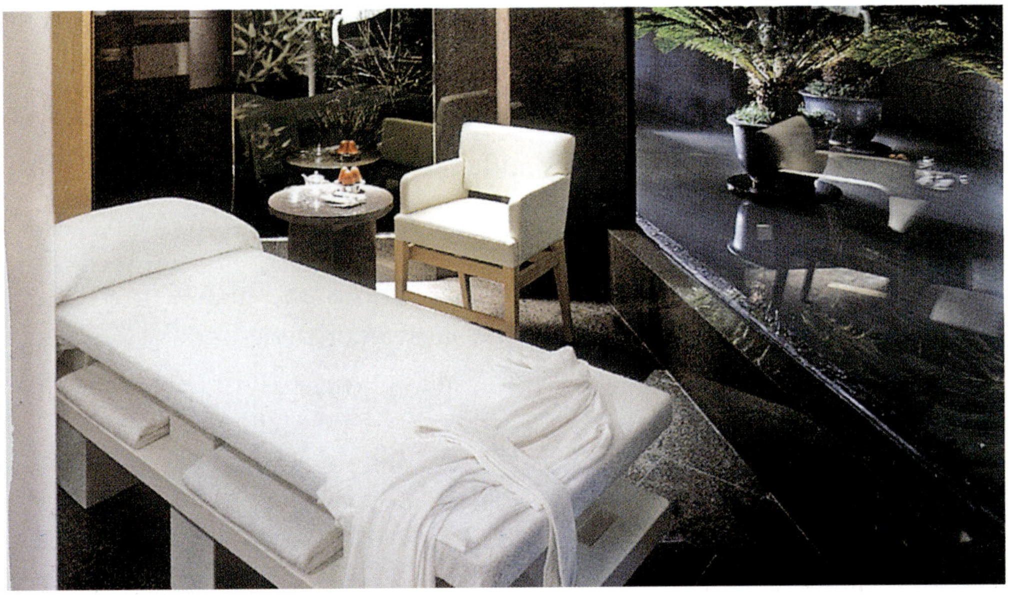

4장
살롱 스파 트리트먼트

4.1 마사지(Massage)

1) 마사지의 역사

마사지란, 의학이 존재하지 않았던 먼 옛날부터 인간이 신체의 이상이 느껴지는 부위를 무의식중에 문지르고 두드리고 어루만지는 민간요법의 행위다. 마사지의 기원과 역사에 관한 기록은 주로 고대 그리스, 로마, 이집트, 중국, 인도 등에서 찾아볼 수 있다. 마사지는 신체 부위 중 주로 손을 이용하여 전반적으로 신진대사를 원활하게 해줌으로써 통증을 완화시키고 건강을 개선시키는 행위이다. 마사지의 어원은 "Masso"라는 그리스어에서 유래되어 오늘날에는"Massage"라는 말로 명명되고 있다.

마사지의 방법에는 문지르기(friction), 주무르기(petrissage), 쓰다듬기(effleurage), 두드리기(tapotement), 진동하기(vibration) 등 다양한 방법들이 사용되고 있다. 마사지는 고대 이집트나 그리스, 로마에서 이미 존재해 왔었다. 특히 그리스의 현대 의학의 아버지인 히포크라테스(Hippocrates)는 크림이나 약재를 손으로 몸에 바르고 만지는 행위를 통해 마사지를 광범위하게 사용하였다. 히포크라테스는 "어깨 관절의 탈구를 줄이기 위해서 어깨를 문지르고, 부드럽게 해줄 필요가 있다"라고 기술하였다. 스웨덴 사람인 피터 헨리 링(Peter Henry Ling : 1776~1839)은 스웨덴의 체조 동작을 이용한 마사지 기법을 개발하여 우리가 현재 매일 시행하고 있는 스웨디시마사지를 크게 발전시켰고 핀란드와 스웨덴의 전통적 치료 마사지의 중요 부분으로 자리 잡게 하였다. 그의 마사지 시스템에는 문지르기(friction), 주무르기(petrissage), 쓰다듬기(effleurage), 진동하기(vibration)뿐만 아니라 굴리기(rolling), 쥐어짜기(pinching)등이 속한다.

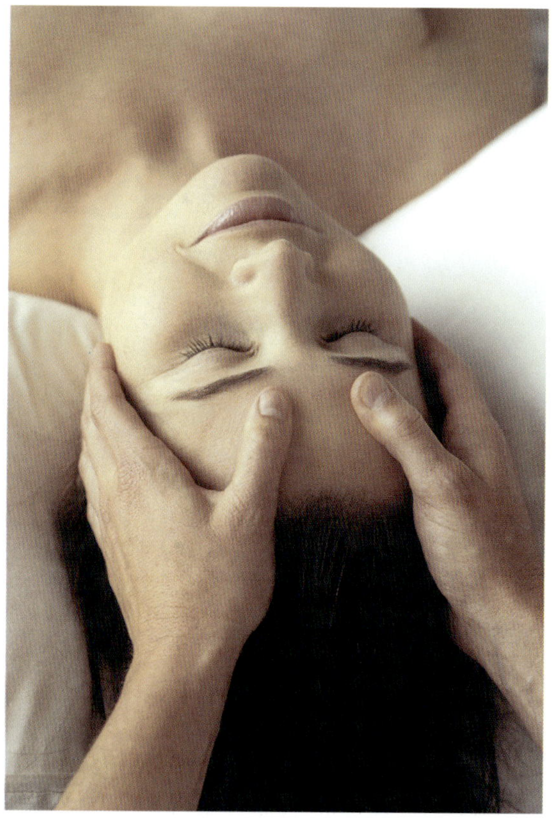

그러나 마사지는 중세시대는 종교적인 이유 등으로 금기시 되었다가 19세기 말이 되어서야 세계적으로 받아들여지기 시작했다. 내과 의사인 네덜란드의 존 조지 메저(Dr. Johann Mezger)는 미국과 영국에서 스웨디시 마사지가 최고로 전파되도록 만들었다. 1900년대에는 마침내 덴마크의 에밀 보더(Dr. Emil Vodder)에 의해 마사지 자격증이 탄생되었고 미국에서의 마사지는 미국인들을 위한 웰빙테라피와 귀중한 휴식으로 인정받게 되었다.

2) 마사지의 효과

① 혈액순환을 증가시키는 요인과 전신에 도움이 되는 영양분으로 교환하여 신체기능을 개선시키는데 도움을 주는 요인이 된다.
② 독소 배출과 영양의 흡수를 용이하게 하여 신진대사를 촉진시킨다.
③ 정신과 육체적인 피로의 경감을 돕는다.
④ 신경계에 진정 효과를 주어 스트레스를 감소시킨다.
⑤ 고객에게 웰빙의 감각을 제공한다.
⑥ 피부결의 유연성을 향상시켜 준다.

(1) 마사지 전 고객 안내

어떤 케어든지 시작 전, 고객 상담은 중요하다. 고객이 처음 케어를 받는 것인지 케어의 경험이 있는지, 처음에 고객이 전신케어를 할 것인지, 부분케어를 할 것인지에 대해 알아야 한다. 이것은 고객의 행동에 따라 중요한 요인이 될 것이다. 그리고 마사지를 들어가기 앞서 몇 가지 주의사항을 고객에게 알려주도록 한다.

① 케어시 주의사항을 케어 전에 알려 준다.
② 옷을 보관하는 곳 등에 대한 탈의 방법을 알려준다.
③ 침대 위에서 고객의 얼굴이 위를 향할지 아래로 향할지를 안내한다.
④ 고객이 편안한지 배드의 온도가 따뜻한지를 물어보고 체크한다.
⑤ 케어의 강도가 적당한지를 고객에게 물어본다.
⑥ 케어 전에 고객이 기계사용을 원하는지 매뉴얼마사지만을 원하는지 물어본다.

3) 마사지 전 관리사의 손운동법

① 손목 회전 운동을 양 손 모두 10회씩 한다.

② 손가락을 오므렸다 폈다 하여 순환을 도와 손을 따뜻하게 한다.

③ 손목의 힘을 뺀 후 손목을 털어 준다.

④ 양 손가락을 깍지 끼고 앞으로 내밀면서 스트레칭한다.

4) 마사지의 금기대상

① 모세혈관 확장인 안면피부, 신체 부위에 정맥류가 있는 경우

② 암 환자, HIV(후천성면역결핍증)가 있는 경우

③ 상처 부위, 감염, 염증, 부종이 있는 경우

④ 임산부, 특별한 건강상의 문제가 있을 경우

⑤ 다른 만성적인 질병이 있는 경우 마사지 전에 내과의사의 동의를 얻었는지를 체크할 것

5) 마사지의 종류

(1) 스웨디시마사지

스웨디시마사지는 체육적인 스트레칭과 인체에 관한 과학적이고 체계적인 교육 시스템을 통하여 세계적으로 보급되었다. 그러나 유럽에서는 스웨디시마사지라는 용어보다는 클래식, 또는 유럽피언 마사지라고 널리 알려져 있고 반면에 미국은 스웨디시마사지란 용어로 널리 알려져 있다. 마사지 압의 강도는 근육을 움직이는 정도로 하며, 에플라지(effleurage) 동작은 주로 마사지의 시작시점과 마지막 끝나는 시점에 사용한다. 동작은 심장쪽을 향하여 실시하도록 한다. 예를 들어, 발에서 대퇴부로 향하게 손에서 팔뚝 쪽으로 실시한다.

① 기본동작

a. 에플라지(effleurage), 스트로킹(stroking)

스트로킹 동작은 신체의 큰 근육에 적용한다. 에플라지는 손바닥을 컵 모양으로 둥글게(cupped hand)하여 피부 표면을 미끄러지듯이 마사지한다. 마사

지 압의 강도는 진정과 안정감을 주는 목적으로 비교적 가볍고 부드럽게 한다. 주로 마사지 시작 시점이나 끝나는 시점에 몸의 여러 부분(다리, 등, 팔)에 실시한다.

b. 패트리사지(petrissage)

근육과 피부조직을 압착하고 주무르는(kneading) 방법을 말한다. 이 마사지 방법의 목적은 혈관을 확장시키고 결체 조직의 부기를 해소하여 근육통을 완화시키고 피부의 톤(tone)을 높여 피부의 탄력성을 준다.

c. 경타법(tapoetment, percussion)

경타법은 폐와 같은 기관과 큰 근육에 빠르고 리듬감 있게 적용하여 혈관을 확장시키고 피부에 혈액 공급을 촉진시키고 감각기관을 자극한다.

d. 바이브레이션(vibration)

바이브레이션은 몸이나 어느 특정 부위를 리드미컬하게 움직여주는 것을 말한다. 이 마사지의 목적은 강한 자극 후나 스트레칭 후 고객에게 안정감과 부드러움을 주기 위함이다.

e. 스트레칭(stretching)

고객의 유연성을 고려하여 행한다. 스트레칭의 효과는 유연성 증가와 관절의 신전을 더 늘려 부상의 위험을 막아주고 혈액순환 촉진과 근육 경련을 줄인다.

② **효과**

a. 혈액, 림프 순환 및 신진대사 촉진

b. 스트레스 완화

c. 헤모글로빈과 적혈구 생산을 촉진

③ **금기사항**

a. 종양이나 궤양이 있는 경우

b. 골절이나 피부에 상처가 있는 경우

c. 민감성 피부

d. 임신 중인 경우

e. 정맥류가 있는 경우

(2) 림프드레나지(lymphatic drainage)

림프마사지는 림프가 흐르는 방향대로 림프절을 자극하여 노폐물을 배출시키는 방법이다. 림프의 방향은 신체 부위마다 다르고 대부분 림프절이 있는 곳으로 일정하게 흐르기 때문에 림프의 방향대로 실행해야 한다. 림프의 흐름은 상복부에서는 액와 방향으로 하복부에서는 서혜부 방향으로 마사지를 한다. 림프마사지의 효과를 보기 위해서는 너무 강한 압은 금하며 적당히 어두운 조명으로 분위기를 줄 수 있어야 하고 편안한 음악으로 심신의 피로가 풀릴 수 있도록 한다.

① 기본동작

a. 고정원 그리기(stationary circles)

손바닥이나 손가락의 끝을 사용하여 원을 그리는 동작으로 한 부위에 여러 번 반복하여 실시하고 림프액이 흐르는 방향으로 목이나 얼굴, 주요 림프절 부위에 적용된다.

b. 펌프(pump technique)

손바닥의 전면이 피부에 완전히 닿도록 손 모양을 컵 모양으로 만들어 피부를 신장시키고 이완시키면서 림프액이 흐르는 방향으로 적용한다. 주로 팔이나 다리에 적용된다.

c. 근육을 떠서 올리기(scoop technique)

스쿱(scoop)은 아이스크림을 한 스쿱, 두 스쿱 뜬다는 뜻으로 이 동작은 근육을 한 주걱씩 뜨는 느낌으로 진행되어야 한다. 엄지는 축이 되어서 움직임을 만들고 손목에는 콜크 마개 뽑는 것과 같은 동작으로 실시한다. 시지의 중수지관절이 축이 되는데 바닥 면이 충분히 피부에 접촉될 수 있도록 하며 그 상태에서 최대 신장을 유도한다. 주로 팔이나 다리에 적용된다.

d. 로터리(rotary technique)

손바닥을 편 상태에서 피부를 팽팽하게 당기면서 엄지는 림프액이 흐르는 방

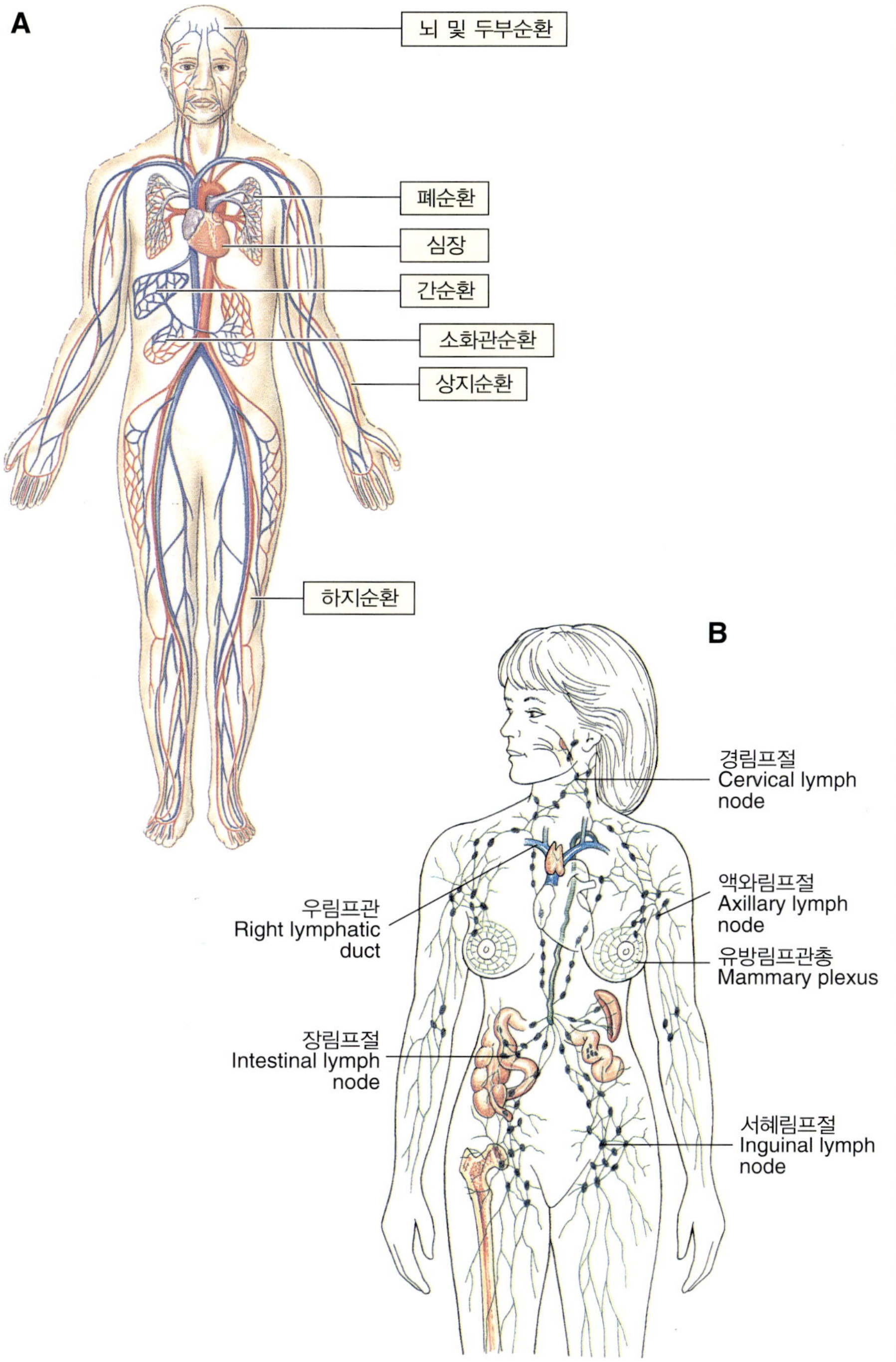

A, 혈관계. B, 주요 림프절의 분포.

향으로 원형의 동작을 만들어 피부를 당긴다. 주로 흉곽, 등, 둔부, 복부에 적용된다.

② 효과

a. 독소 및 노폐물을 제거하고 부종을 해소한다.

b. 혈액순환을 촉진시켜 면역기능을 높여준다.

c. 근육을 이완시킨다.

③ 림프드레나지의 적용 대상

a. 민감성, 모세혈관확장피부

b. 아토피 피부

c. 홍반이 있는 경우

d. 화농된 여드름이 많은 피부

e. 여드름이 잘 생기는 피부

f. 부종

g. 수술 후의 상처 회복

④ 림프드레나지의 금기사항

a. 악성, 만성 급성적인 염증이 있는 경우

b. 전염성의 문제가 있는 피부

c. 림프절이 비대해져 있을 경우

d. 의학적 영역에서 판단되는 부종이 있을 경우

e. 임신한 경우 최초 3개월까지는 금한다.

(3) 아로마테라피(aroma therapy)

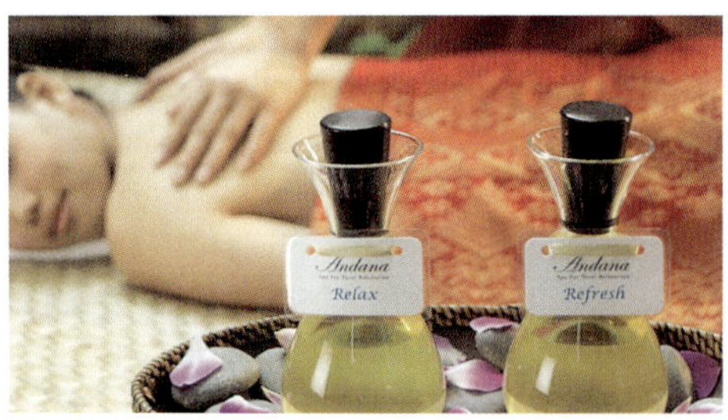

아로마테라피를 이용한 마사지는 건강과 미를 향상시키기 위하여 식물에서 추출한 에센셜 오일을 마사지와 병행하여 사용하는 것을 의미한다. 아로마테라피를 이용한 마사지는 식물의 종류에 따라 모두 향과 효

능이 다르기 때문에 고객 마사지시 고객의 상태에 따라 많이 활용되고 있다.

① 에센셜의 추출부위

- 꽃 : 자스민, 로즈, 일랑일랑, 오렌지 꽃, 네롤리
- 잎: 티트리, 페티드그레인, 패츄리, 유칼립투스, 타임, 레몬그라스
- 나무 : 시더우드, 샌달우드
- 과일 : 레몬, 베르가모, 만다린
- 열매 : 펜넬, 블랙페퍼, 주니퍼
- 수지 : 프랑킨신스, 몰약(미르)
- 뿌리 : 베티버, 진저

② 에센셜의 추출 방법

a. 증기 증류법(steam distillation)

이 방법은 가장 경제적인 방법으로 널리 사용되고 있다. 식물의 종류에 따라 수확 하자마자, 혹은 약간 말린 상태에서 꽃, 줄기, 껍질, 씨, 풀 등 채유한 식물을 증기를 넣어 에센셜을 수증기와 함께 유출하는 방법이다.

b. 압착법(expression)

레몬, 오렌지, 그레이프푸르트, 베르가모, 라임, 만다린 등의 감귤류 에션셜 오일을 짜내는 방법이다.

c. 용매 추출법(solvent extraction)

이 방법은 아세톤(acetone)이나 알코올 등의 휘발성 혹은 비휘발성 용매를 사용하여 추출하는 방법으로 식물과 솔벤트와 함께 비교적 낮은 온도에서 가열하여 추출한 후 솔벤트를 제거하여 얻어낸다.

d. 이산화탄소 추출법(carbon dioxide extraction)

이 방법은 비용이 많이 들고 복잡한 기구가 사용되므로 비싸지만 우수한 오일을 만들 수 있다는 장점이 있다. 액체 상태의 이산화탄소를 용매로 이용하여 열에 특히 약한 오일의 추출에 이용된다.

e. 냉침법(enfleurage)

로즈, 자스민 등의 꽃으로 부터 가장 고품질의 오일을 흡수하기 위해 지방을 사용하는 방법이다. 지방이 도포되어 있는 틀에 꽃잎이나 다른 물질을 놓아둠으로써 얻어진다.

f. 온침법(maceration)

식물 원료를 산화가 덜 되는 선플라워 오일이나 아몬드 오일과 같은 향기와 독성이 없는 식물성 오일 안에 넣고 따뜻한 곳에 일정 시간 두면 오일에 식물 원료로부터의 향기와 성분이 녹아 베니스오일에 희석된다.

③ 에센셜의 휘발성에 의한 분류

에센셜은 휘발률에 따라 세 가지로 분류할 수 있다.

a. 상향(top note)

효능이 가장 빠르고 쉽게 증발하는 특징이 있다.

레몬, 바질, 베르가모, 클라라세이지, 유칼립투스, 그레이프프루트, 라벤더, 레몬그라스, 오렌지, 티트리

b. 중향(middle note)

Top Note와 Base Note의 중간 정도의 작용을 갖는다.

캄파, 시더우드, 사이프러스, 제라늄, 주니퍼베리, 마조람, 팔마로사, 로즈마리, 로즈우드

c. 하향(base note)

증발력은 가장 느리며 오일이 대체적으로 무거운 느낌이 난다.

패츄리, 샌들우드, 자스민, 로즈

④ 에센셜의 효능별 분류

표 4-1. 에센셜의 효능별 분류

효능	에센셜 오일
혈액순환개선	사이프러스, 제라늄, 라벤더, 레몬, 로즈마리, 타임
셀룰라이트, 독소해소	사이프러스, 주니퍼베리, 펜넬
생리불순	페퍼민트, 클라리세이지, 라벤더, 주니퍼베리, 로즈마리
지성피부, 변비, 피부 염증	티 트리, 일랑일랑, 미틀, 유칼립투스, 베르가모, 캄파, 팔마로사, 시트로넬라
기침, 호흡기 질환치료, 기관지염	유칼립투스, 펜넬, 프랑킨신스, 페퍼민트, 파인, 로즈마리, 타임
탈모방지	라벤더, 시더우드
여드름피부, 피지조절, 혈액정화	주니퍼베리, 레몬, 제라늄
두통, 통증해소, 편두통	라벤더, 로즈마리, 카모마일 로먼, 제라늄, 레몬, 페퍼민트

⑤ 효과

a. 혈액순환 촉진

b. 세포재생 효과

c. 신경계, 순환계, 소화계, 면역계 증강

d. 항염증, 항바이러스작용, 항박테리아 작용, 항스트레스

e. 진정작용

f. 수렴효과

⑥ 아로마테라피 적용시 주의사항

a. 에션셜 오일과 캐리어 오일의 용량을 정확히 지켜야 한다.

b. 먼저 고객의 팔 안쪽에 패치 테스트를 해서 피부 알레르기가 있는 지를 확인한다.

c. 감귤류와 같은 오일은 색소침착의 우려가 있는 감광성 오일이므로 낮 동안의 관리시에 주의한다.

d. 임산부나 고혈압, 간질 환자에게 사용해서는 안 되는 오일은 금한다.

e. 영아에게 사용해서는 안 되며 어린이에게 사용가능한 오일을 선택해서 사용

해야 한다.

f. 오일은 차광 병에 보관된 것을 사용하고 직사광선이나 열, 빛이 있는 곳에는 두지 않는다.

g. 대부분 에센셜을 단독으로 피부에 직접 바르지 않도록 한다.

(4) 경락(經絡)마사지

경락은 경맥(經脈)과 낙맥(絡脈)을 통틀어 말하는 것으로 전신의 기(氣)와 혈(血)이 순환하며 장부와 사지관절을 연결하는 경로이며, 인체의 모든 장부와 근, 육, 맥, 골 등을 연결하여 하나의 통일된 유기체로 만들어주는 생명선을 의미한다.

인체는 간장, 심장, 비장, 폐, 신장인 오장과 심포로 되어 있고, 담낭, 소장, 위장, 대장, 방광, 삼초의 육부(六腑) 되어 있다. 또한 인체의 전연을 순환하는 임맥과 후연을 순환하는 독맥 그리고 앞의 육장육부를 합하여 14경맥이라 한다. 이들은 모든 장부와 기관, 피부와 근육 및 사지관절 등과 연결되어 인체의 생리적, 병리적 기능을 담당하며 기혈의 순환기능을 담당한다. 즉 경락은 인체를 순환하는 생명에너지인 기(氣)의 길이며 인체의 상하(上下), 좌우(左右)가 흘러 만나는 점을 경혈(經穴)이라 부르며 365개의 주 경혈과 새로 발견된 신혈, 기혈을 모두 합쳐 1,000여개가 있다. 경혈은 쌍으로 이루어진 것과 단혈로 이루어진 것이 있는데, 12경락은 쌍혈이며 임맥과 독맥은 단혈로 이루어져 있다.

우리 몸은 음과 양의 이중적 흐름으로 되어 있는데, 육장은 음이요 육부는 양의 흐름으로 되어 있다. 이 두 개의 흐름과 14경맥의 흐름이 순조로울 때 인체는 생명에너지가 순환하여 건강하고, 흐름이 원활하지 않을 때는 기혈의 흐름이 막혀 육장육부의 내장에 이상이 생기며 이러한 나쁜 현상이 몸 밖으로 표출되어 피부, 근육 등에 악영향을 끼친다.

다시 말하면 경락은 인체조직과 장기와 밀접한 연관관계를 갖고 있으며 생리기능과 병리현상에 중요한 기능을 담당하고 있다. 그러므로 경락마사지 시행시 기혈의 흐름을 도와 각 기관과 장기의 움직임을 원활히 함으로써 세포를 활성화시키며 조직 간의 상호작용을 도와 인체의 항상성과 저항력을 높여 모발의 성장과 피부 및 근육을 단단히 하는 긍정적 효과가 있다.

① 경락의 기원

경락은 역대 동양 최고의 고서적중 현존하는 의학서적인 황제내경(黃帝內徑)에 2천년 전부터 그림으로 기록되어 왔다. 고대의학의 기초개념 등 전반적인 내용이 기록되어 있고 경락의 시술방법 등 구체적인 방법이 기술되어 있다고 한다.

② 경락의 분류

a. 경맥 : 12경맥, 12경별, 기경팔맥, 12경근

b. 낙맥 : 15낙맥, 손락, 부락, 혈락

③ 경락의 작용

a. 생리적 작용

기, 혈을 운행시켜 전신에 영양을 공급하며 외사(外邪)에 저항하여 기체를 보호한다.

b. 병리적 작용

외부에서 침입한 병사(病邪)는 경락을 통해 내부로 침입하게 되고 이는 장부로 연결되어 각종 병리적 증상을 나타내게 된다.

④ 12경락의 유주

기의 순행에는 일정한 순서가 있는데 이를 경락의 유주라 한다.

수태음폐경 → 수양명대장경 → 족양명위경 → 족태음비경 → 수소음심경 → 수태양소장경 → 족태양방광경 → 족소음신경 → 수궐음심포경 → 수소양삼초경 → 족소양담경 → 족궐음간경

⑤ 효과

a. 기혈의 순환

b. 갑상선의 기능 조절 및 면역력 증진

c. 통증 완화

d. 근육의 운동효과

e. 체지방 분해 및 독소배출 효과

f. 호르몬 대사 촉진

⑥ **경락마사지의 금기사항**

a. 만성염증성 피부질환이 있는 경우

b. 전염성, 궤양성 질환이 있는 경우

c. 식후 1시간 이내 경락 마사지는 금한다.

d. 생리 시작후 생리 2~3일간은 생리 양이 많으므로 피한다.

e. 임신한 경우와 정맥류가 있는 경우는 금한다.

(5) 아율베딕 마사지(ayurvedic massage)

인도의 총체적인 의학에 기초하여 질병 없이 건강하고 행복하게 살 수 있도록 돕는 자연식이요법과 약초요법을 말한다.

정화요법인 '판차 카르마(Pancha Karma)', 즉 '판차'란 다섯을, 카르마'란 행위를 뜻하는 5가지 정화요법과 따뜻한 천연 허브 오일을 이용하여 신체의 에너지를 회복시켜 몸과 마음, 정신을 편안하고 행복하게 해주는 마사지로 명상과 요가, 아로마 약초요법의 건강마사지가 있다.

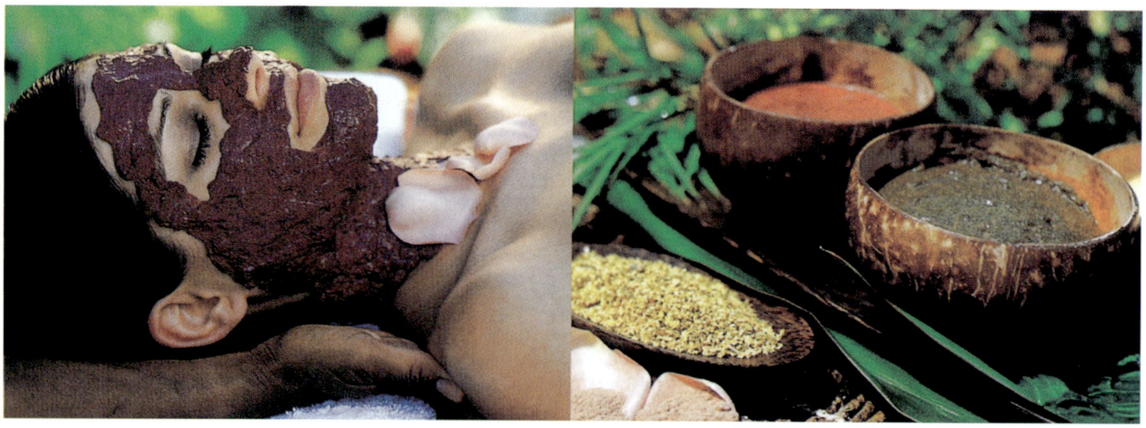

아율베딕마사지

① 5가지 Pancha Karma요법

a. 나잘(Nasyam)

이비인후과 계통의 질병에 효과적인 정화법으로 약물을 코와 귀에 떨어뜨려 몸을 정화시키는 요법

b. 바마나(Vamana)

과잉 카파(kapha)로 인한 축농증과 같은 코의 질병과 결핵, 기관지염, 천식, 당뇨병에 효과가 있는 의학적인 구토요법으로 처방된 약물을 500ml ~1,000ml를 마시게 하여 구토하게 함으로써 질병을 치료하는 요법

c. 비레차나(Virechana)

과잉된 피타(pitta)를 제거하기 위한 소화계통의 질환과 대장이상 질환에 효과적인 처방된 약물을 500ml~1,000ml 마시게 하여 배변을 통해 몸을 정화시키는 요법

d. 바스티(Vasti)

과잉된 바타(vata)를 제거하기 위하여 약물을 항문에 투입하여 관장하는 요법으로 몸의 질환을 정화하는 요법

e. 락타모크샤(Raktamokshana)

중풍이나 빈혈 등 혈액계의 질환 등은 머리와 목에 외과적인 방혈을 하는 요법

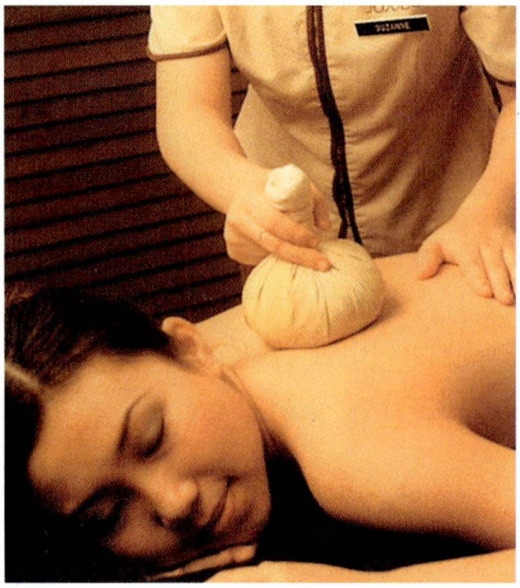

나바라키치

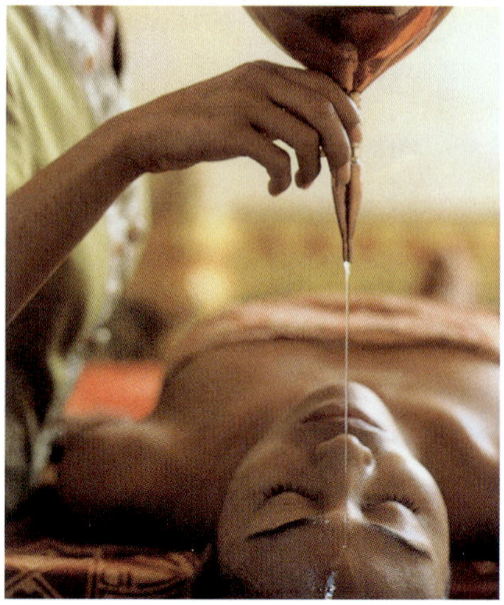

시로다라

② **아율베딕 마사지 프로그램**

a. 피지칠(Pizhichil)

관리자 두 사람이 양쪽에서 동시에 시술하며 약 15일간 따뜻한 오일을 이용하여 45~60분 정도 시술한다. 관절염, 순환계통의 통증 해소에 효과적이다.

b. 나바라키치(Navarakizhi)

쌀을 익혀 천 주머니에 넣고 끈으로 묶은 것을 우유와 약재를 혼합하여 만든 것을 따뜻한 오일에 적혀 매일 45~60분 정도 두드리며 관리한다. 문제성 피부와 수족 냉증 및 비만증에 효과적이다.

c. 시로다라(Siradhara)

고객의 양 미간 사이에 따뜻한 아율베다 오일을 떨어뜨리는 방법으로, 약 7일간 40분 정도 적용한다. 신경계의 이상증과 스트레스해소 및 두통에 효과적이다.

d. 시로바스티(Sirovasthi)

가죽으로 된 긴 모자를 고객의 머리에 씌운 후 약 7일간 15~30분 정도 적용한다. 두통 및 이비인후과 계통의 질환에 효과적이다.

e. 우드바타남(Udvarthanam)

건조한 피부에 약초 파우더를 발라 강하게 문질러 약 20일간 매일 40분 정도 마사지한다. 카파가 우세한 비만증 및 셀룰라이트에 효과적이다.

f. 아비앙가(Abhyanga)

아비앙가는 수면부족의 피로로 인한 근육통을 해소하는 혈액순환 마사지로 두 명의 관리사가 동일한 테크닉을 리드미컬하게 시술한다.

g. 키치(Kizhi)

관절염, 척수염 등에 효과적인 달인 약초를 천 주머니에 싸서 관절 부위에 두드리며 마사지하는 요법으로 1주일에 3~4회 10분 정도 적용한다.

③ **적용대상**

a. 만성피로증후군

b. 탄력이 저하된 피부

c. 신경이 민감한 경우 및 질병이 있는 경우

④ **아율베딕의 철학 사상**

a. 자연관과 인간관

아율베다는 고대 인도어인 산스크리트어로 Ayur와 veda의 합성어로 "삶의 지식", "생명의 지혜", "생명의 의학"이라는 뜻으로 인류 3대 경전 중 하나인 베다(veda)경전에서 문헌적 자료를 찾아 볼 수 있으며 약 2,500~3,000년 동안 인도인의 삶 속에서 생활의학으로 전해 내려오고 있다.

인간은 누구나 질병에 대응하는 회복력을 갖고 스스로 질병을 예방, 치료할 수 있는 능력을 갖는데 아율베다는 이 능력을 찾고 개발하여 질병을 예방 치료하는데 도움을 주는 자연치유요법이라고 말할 수 있다.

아율베다 의학이 현대의학과 다른 점은 일시적 원인을 제거하여 눈에 두드러진 것만을 치료하는 방법과는 다르게 질병을 일으키는 뿌리를 찾아 손상된(불균형) 도샤(독소)를 제거하고 건강을 회복시킴으로써 질병을 예방, 치유하여 점진적이고 꾸준한 안정을 준다.

에테르 → 공기 → 불 → 물 → 흙

***** 자연관과 인간관의 해석**

태초에 우주는 형태가 없는 빈 공간에 오직 의식의 상태로만 존재했으며 거기서 옴(Aum)이라는 미묘한 우주적 진동이 일어나면서 근원적인 에너지인 '에테르'가 나타났다. 이 에테르는 운동을 하면서 공기를 만들었고 공기는 다시 마찰을 일으켜 불이 생겼으며 그 불로 에테르의 어떤 요소가 물을 생겨나게 했으며 물은 다시 굳어 흙이 만들어졌다는 것이다. 그리하여 이 모든 것, 즉 에테르, 공기, 불, 물, 흙이 이합집산을 이루어 만물이 생성되게 되었다는 것인데 이러한 에너지의 원리는 창조와 유지, 파괴의 원리로 모든 사물에 적용된다. 즉 태초의 진동 에너지인 옴이 '사트바'(본질, 창조적, 잠재력), '라자스'(운동, 동적인 유지력),' 타마스'(비활동성, 잠재적 파괴석)의 세 가지 형태로 끊임없이 운동한다는 것이다. 이 말은 다시 말하면, 곧 사람의 몸 또한 에테르를 비롯한 다섯 가지 작은 우주적 에테르가 대 우주의 원리에 조화와 균형을 이루며 운동하고 있다고 보는 것이다.

b. 인도의 사상으로 본 트리도샤(Tridosha) 이론

트리토샤란 인간을 구성하는 기본 요소인 에테르, 공기, 불, 물, 흙의 요소가 인간의 육체 안에서 세 가지의 기본적인 성분, 혹은 기질로 인간이 태어날 때부터 갖고 태어나는 것으로 태어나는 순간 기질적 특성은 이미 형성되어 후천적으로 변화하지 않는다. 즉 트리도샤는 신체의 균형을 맞추긴 하지만 물질적인 면에 속하지는 않으므로 눈에 보이거나 느껴지는 것은 아니다. 아율베다 의학에서의 건강은 균형 잡힌 트리도샤에 의해서라고 강조하고 있으며 이것들이 몸 밖으로 지속적으로 흐를 수 있도록 해줌으로써 건강을 얻을 수 있으며 그것들은 육체 안에서 나타나 몸 밖으로 방출한다. 그러므로 몸 안에 흐르는 5요소 중 어느 성향이 많으냐에 따라 기질과 체질이 결정지어져 인간의 신체구조, 건강, 성향 등을 결정 짖는다. 이 다섯 가지 기본 요소 에너지의 조화가 불균형일 때, 질병이 생기는 것이며 무병장수의 비결은 바타, 피타, 카파 세 가지 도샤의 균형과 조화를 유지하여야 한다.

***** 트리도샤 이론**

영양소는 바타, 피타, 카파라 불리는 3가지의 신비한 원소로 소화나 호흡시 전환되는 유체에 공급되는 고체, 액체, 기체 형태의 원소이다. 바타, 피타, 카파 등은 신체를 지탱하는 기둥과 같다.

***** 손상된 도샤**

바타가 손상되면 막연히 팽창하고 신체의 활력이나 신경작용을 방해하려는 경향이 있다.

피타가 손상되면 더욱 액화되고 소화와 생화학 작용을 약화시키려는 경향이 있다. 카파가 손상되면 경직되고 통로를 막으려는 경향이 있다.

(6) 타이마사지(Thai massage)

타이마사지는 태국 전통의 의술 기법 중 하나로 약초요법과 명상, 요가, 호흡법을 함께 이용하여 신체 조직을 누르거나 비틀거나 이완시킴으로써 인체를 정화, 운동시키는 스트레칭 마사지이다.

타이마사지 이론에 의하면 인체에는 10개의 "센(sen)"이라는 통로가 있는데 인체의 질병을 유발하는 물질이 이 통로를 타고 흐르며 질병은 기(氣)의 부조화로 독소가 정체됨으로 인해 생기는 것이므로 긍정적인 타이마사지 효과로 질병을 개선 치유한다고 한다.

① 타이마사지의 역사

약 2500여년 전 인도의 '지바카 쿠마가 바챠' 라는 승려에 의해 아율베다 의학의 요가와 명상 부분 중 일부가 태국으로 전해지면서 불교의 선과 덕을 바탕으로 한 고유의 다양한 치유동작과 어우러져 새로운 고유의 마사지로 자리 잡게 되었다.

② 타이마사지의 원리

명상과 호흡을 통하여 정신과 몸 그리고 마음을 합일시킨다. 근육의 긴장된 부위를 당기거나 밀어주기, 문질러주기, 두드리기 등으로 인체의 리듬과 균형을 갖게 한다.

표 4-2. Tridosha 체질 구분과 체질적 특징

	바타(vata)	피타(pitta)	카파(kapha)
기질	에테르 + 공기	불+물	물+흙
몸에서의 역할	운동성(Energy) 운동과 인지의 종합적 기능, 생화학적 기능, 세포의 구별과 감정에 관련된 기능 등을 한다.	대사작용 (Metabolism) 전환이나 대사 작용을 한다. 소화를 촉진하고 효소, 비타민, 호르몬과 같은 요소들에 의해서 나타난다. 젊음을 유지하는 기능을 한다.	구조, 골격(Form) 사람을 안정화시키는 작용을 한다. 관절을 건강히 하는 작용을 하며 성장기능에 관여하며 성적인 능력을 강화 시킨다.
스타일	• 운동에너지가 많아 마른 체격 • 피부는 매우 건조하고 주름 형성이 빠르다. • 단맛, 짠맛, 신맛을 좋아 한다. • 따뜻한 차를 즐긴다. • 가슴발달 미숙으로 작다. • 순환계열의 문제로 손발이 냉하다. • 장 대사 불균형으로 가스가 많고 생리통이 심하다.	• 적당한 체격에 우아한 편이다. • 피부는 매끄럽고 주름이 다소 적다. • 근육이 잘 발달되어 있다. • 소화력과 신진대사가 왕성하여 식탐이 많다. • 단맛, 쓴맛, 떫은맛을 좋아하며 찬 음료를 즐겨 한다. • 위, 소장 등에 열이 많아 복부형 비만이 올 수 있다.	• 골격과 체격이 비대한 편(선천적 비만) • 피부는 부드럽고 기름 분비량이 많아 윤택하나 차갑고 탁하다. • 매운맛, 떫은 맛,쓴맛을 좋아한다. • 노폐물 정체가 심하여 림프 부종형이 될 수 있다. • 섭취하는 음식량이 많지 않으나 소화과정이 빠르지 않아 과체중, 비만증이 올 수 있다.
성격	대체로 민감하여 긴장성 두통, 고혈압, 불면증, 위장장애, 복부팽만증을 갖는다	쉽게 분노, 증오, 시기심이 강하나 타인을 이해하고 포용하며 말을 잘 한다.	인내심이 많고 차분하며 너그럽고 노력과 꾸준함을 보인다.
피부타입	건성피부, 잔주름, 과색소침착	민감성 피부, 쿠포로제피부, 알레르기	지성, 여드름
피부색	건조, 거침, 차가움, 색이 어두움	부드러움, 기름이 많음, 누런색	두껍고 탁한 피부 두꺼움, 기름이 많음, 차가움, 창백함
체격	마른 체형	적당한 체형	큰 체형
눈	작음, 건조함, 활동적임, 갈색이나 검은색	날카로움, 회색이나 노란색	매우 매력적임, 푸른색의 눈, 눈썹이 두꺼움
몸무게	가벼움	적당함	무거움
머리카락	까맣고 건조함	부드러움, 기름짐, 색이 노랗고 옅은 회색	두꺼움, 기름짐, 색이 어둡거나 밝음
치아	고르지 못함, 치아 사이가 벌어짐, 잇몸이 약하다.	적당하고 부드러움, 잇몸에서 피가 난다.	강하고 희다, 치열이 고르다.

	바타(vata)	피타(pitta)	카파(kapha)
식욕	다양함, 낮음	적당함	느림, 꾸준함
병에 걸리는 경향	신경적인 장애, 다양한 고통	열병, 전염병	수분정체, 카파적병 (과체중, 비만)
갈증	다양함	과다함	약간
꿈	날거나 점프하는 꿈을 꿈	분노하거나 화를 내는 꿈 열정적인 꿈, 수영하는 꿈을 꿈	물이 있거나 바다에 관한 꿈을 꿈
내장운동	건조, 딱딱함, 변비	부드러움, 기름짐, 묽음.	두꺼움, 기름짐, 무거움, 느림.
육체적 활동	매우 활기참	적당함	둔함
심리상태	불안함, 활기참, 호기심이 많음	공격적임, 똑똑함	조용함, 여유있음, 수용적임
감정	겁이 많음, 불안함, 걱정이 많음	공격적임, 다부짐	욕심이 많음, 자아만족
신념	흔들림, 바뀔 수 있음	확고함	꾸준함, 쉽게 변하지 않음
기억력	최근의 기억력은 좋음	기억력이 좋음	오래 기억함
맥박	빠르고 약함, 뱀처럼 움직임	적당함, 개구리처럼 뜀	느리고 넓게 느껴짐, 백조처럼 움직임
화법	빠름, 말이 많음	논리적이고 똑 부러지게 말함	느리고 단조롭게 멜로디가 느껴지게 말함
소비 경향	빨리 소비함	계획적인 소비	절약을 많이 함
수면	부족함	조금 자도 푹 수면을 취함	아주 많이 잠
관리방향	스트레스 해소로 지나치게 활동적인 성향을 가라앉히고 안정시킨다.	차분한 분위기를 주 어 걱정적인 기질을 진정시키며 활기를 준다.	에너지를 충전시켜 가끔 나태해질 수 있는 기질을 자극하고 에너지를 공급한다.
마사지 관리와 효과	아비앙가, 시로다라, 나잘, 시로바스티 등의 마사지로 스트레스를 없애 몸의 정화를 돕는다.	피지칠, 나바라키치 등으로 근육과 근육을 풀어주는 밸런싱 아율베다 마사지로 전신의 휴식을 취하게 한다.	키치, 우드하타남 등의 에너징 아율베다 마사지로 지방과 근육에 원활한 소통을 도와 균형 잡힌 몸매를 만든다.
차크라 아로마오일	정화 효과가 있는 오일	밸런싱 효과가 있는 오일	에너징 효과가 있는 오일
아율베다 오일	따뜻한 성질의 오일을 사용한다. 스위트아몬드오일 콘오일	따뜻하거나 찬 성질의 오일 이용 가능함 마카다미아너트오일 조조바오일	찬 성질의 오일 사용 올리브오일 세서미오일

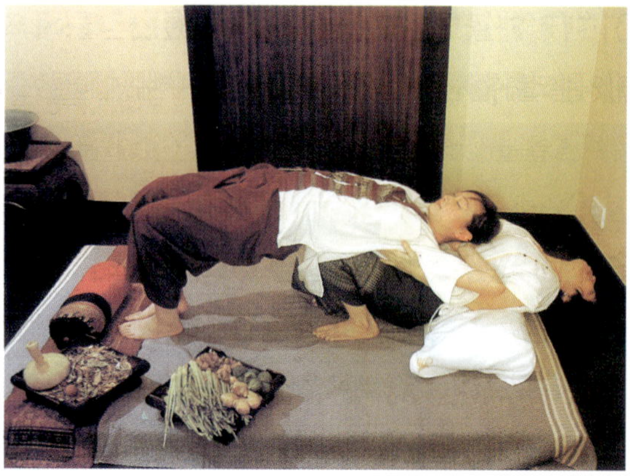

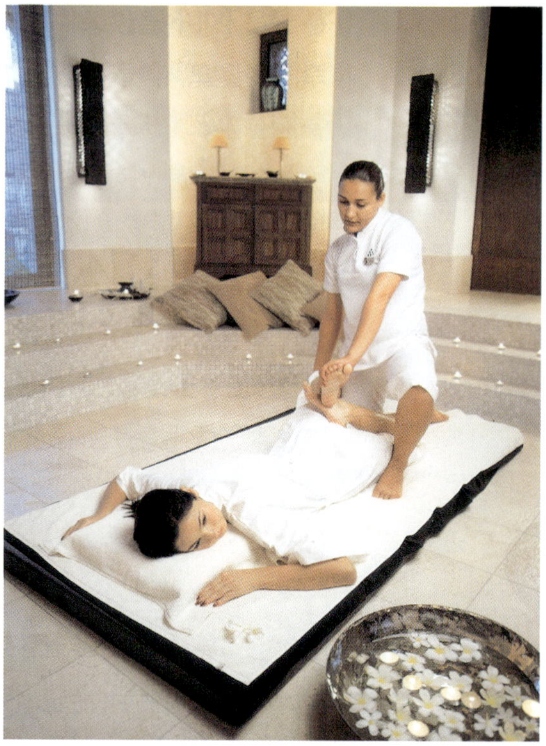

③ **타이마사지의 효과**

a. 시술자와 피술자 모두의 신체에 스트레칭 효과

b. 근육에만 영향을 미치는 것이 아니라 신체 내부의 에너지 균형에 긍정효과를 가져옴으로 인한 신체 밸런싱 효과

c. 오장 육부의 장부 및 피부과 근육, 골격, 관절을 강화시킨다.

(7) 안마와 시아추 마사지(anma & shiatsu massage)

중국의 '안마'는 경락 마사지와 더불어 고대 문헌에 의하면 5,000년의 역사를 갖는다고 보고된바 있으나 그 년도에 관해서는 정확하게 알 수는 없다. 다만 아주 오래 전부터 구전 전승되어 온 민간 수기요법으로 자리 잡은 이래 오랜 세월 동안 근육통, 신경통, 피부와 근육의 이상 및 관절 치료와 피로 회복 등의 효능이 있는 것으로 알려져 사용되고 있는 것으로 현재는 전문 스파 숍 및 에스테틱 분야에서의 활용도가 많다. 이러한 안마가 일본으로 건너가 '시아추'라는 용어로 불리게 되어 발전되었으며 중국의 '안마'와 일본의 '시아추'는 오일을 사용하지 않고 다만 가벼운 옷 위에서 엄지 혹은 수근 부위로 시술한다. 시술시는 호흡을 매우 중요시하며 정해진 혈점에 5~10여 초를 머물러 지긋이 5~6회 누른 후 같은 부위를 다시 5~6회 비벼 문질러 준다. 호흡을 할 때는 코로 깊게 들이마신 후 입으로 후하고 길게 내쉰다.

① 효과

a. 독소 및 노폐물을 제거한다.

b. 혈액순환과 기혈순환을 촉진시킨다.

c. 근육의 이완을 도와서 유연성을 갖게 한다.

② 적용 대상

a. 만성피로증후군

b. 근육 결림과 오십견 등의 근육통증

c. 기 · 혈순환이상으로 인한 혈액순환 부조화

③ 금기사항

a. 악성, 만성 급성적인 염증이 있는 경우

b. 골절 및 척추이상 증상이 있는 경우

c. 임신중(최초 3개월까지는 절대 금지)

(8) 발반사 마사지(foot reflex massage)

① 반사요법의 역사

반사요법은 약 5000년 전부터 구전 전승되어 내려오던 것을 현대에 들어 재정립한 건강요법이다. 이집트의 벽화에서 돌을 이용하여 발을 자극하는 그림 혹은 중국의 〈황제내경〉 책의 소녀편에 기록된 '관지법' 혹은 '족심도' 등에서 그 기원을 찾아 볼 수 있으며 근대에 이르러서는 미국인 의사 피츠제럴드(Dr. Fitzgerald)에 의해 1913년 「Footzone therapy」라는 논문을 발표하여 인체를 세로의 중앙선으로 좌우로 열등분, 옆으로 평행하는 선, 10개의 구역으로 나누어 인체의 통증을 덜기 위해 발바닥의 어느 한 부분에 압을 가함으로써 치료할 수 있다고 하였으며 미국인 의사 라일리(Dr. Riley)는 이 방법을 더욱 발전시켜 현재는 유럽 전역과 일본, 인도 등에서 발을 자극함으로써 인체의 질병을 예방, 치료하는 방법인 대체의학의 한 분야로 사용되고 있다.

② 발반사 요법의 원리

'반사' 란 자극에 대한 무의식적 반응으로 발바닥 안에 인체의 축소판이 자리 잡고 있어 발바닥을 자극하면 특정부위와 연관된 인체의 기관과 조직이 반응하여 혈액순환과 신경을 통해서 내분비선 또는 근육의 반사운동을 일으키는 현상으로 질병을 예방, 치료하는 요법이다. 이런 발바닥의 특정 부위를 반사구라하고 반사구를 누르거나 문지르기, 비비기 등의 자극을 주면 인체의 기관이 기능을 회복하여 건강을 유지, 보완하는 것을 말한다.

③ 발반사 마사지의 효과

a. 신경반사 촉진 기능

발에는 약 7,200개의 말초신경이 분포되어 있어 마사지를 통해 자극하면 신경반사에 의해 인체의 내장기관 등 내부기관의 기능을 원활히 한다.

b. 혈액순환 촉진 기능

인체는 무수히 많은 혈관들이 거미줄처럼 엉켜 각각 기능을 담당하며 온몸에 산소공급과 영양공급 혹은 호르몬 공급 등의 일을 하는데 발마사지는 혈액순환대사시 말초기관까지 혈액순환이 원활하도록 돕는 역할을 한다.

c. 정맥순환 촉진 기능

발을 자극함으로써 혈액순환기능시 혈관 벽에 남아있는 노폐물과 가스 등을 신장 등의 배설기관에 옮겨줌과 동시에 말초에 모인 혈액을 다시 심장으로 되돌려 혈액을 정화하는 기능을 하게 하여 맑고 깨끗한 혈액이 온 몸을 순환하도록 돕는 역할을 한다.

d. 인체의 피로해소 기능

오랜 시간 서 있거나 피로하면 하체가 부어 온 몸이 나른하고 피곤하여 두통과 어깨가 무거운데 이때 발마사지를 하면 발의 피로뿐만 아니라 온몸이 가벼워진다.

e. '기(氣)' 균형의 밸런스 기능

반사구를 자극함으로써 온몸에 흐르는 건강 에너지의 흐름을 좋게 하여 건강을 증진하는데 도움을 준다.

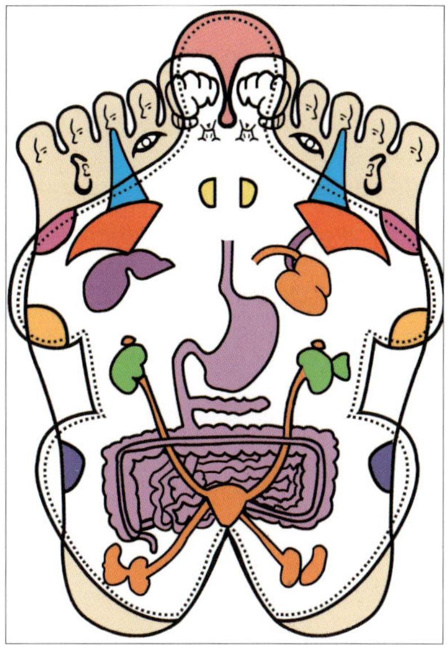
족부반사구 위치도.

④ 발반사 마사지를 금해야 하는 경우

a. 정맥류의 발에는 마사지를 금한다.
b. 심장질환자에게는 무리한 혈액순환은 심장에 자극을 줄 수 있어 금한다.
c. 무좀 발 및 2차 염증 감염자는 마사지를 피한다.
d. 임신부와 노약자, 유 · 소아에게는 반사를 강하게 하면 안 된다.
e. 수술 및 깁스 후에는 1달 정도 경과 후 마사지를 실시한다.

⑤ 발반사 마사지시 유의사항

a. 식후 1시간 이내에는 마사지 하지 않는다.
b. 발마사지 전 시술자는 손을 깨끗이 소독하거나 씻는다.
c. 발반사 마사지는 질병이 없는 건강한 사람에게 건강예방 및 증진효과를 보고자하므로 지나친 압력을 가함으로써 지나친 통증을 느끼게 해서는 안 된다.
d. 발반사 마사지시 발의 인대나 뼈를 지나치게 자극하지 않도록 한다.
e. 발반사 마사지는 손, 나무 막대, 옥봉, 등 발을 자극할 수 있는 부드러운 도구를 다양하게 이용할 수 있으나 지나친 피부자극으로 염증을 일으킬 수 있는 도구는 피한다.
f. 마사지가 끝난 후 미지근한 물 500cc를 마시게 하거나 녹차 등과 같은 차를 권하는 것이 노폐물 대사에 효과적이다.

g. 피술자의 발을 깨끗이 소독함과 동시에 족욕을 통하여 고객이 긴장을 이완한 상태에서 마사지를 즐길 수 있도록 배려하여야 마사지의 효과가 크다.

⑥ **발의 기능**

a. 인체를 지탱해 주는 역할을 한다.

b. 운동기능을 담당하여 보행을 하게 한다.

c. 인체의 균형을 유지한다.

d. 보행시 충격을 흡수하여 완화한다.

⑦ **건강한 발의 조건**

a. 발의 변형이 없어야 한다.

b. 무좀이나 곰팡이균에 대한 질병이 없어야 한다.

c. 붓거나 아프지 말아야 한다.

d. 발바닥의 아치(족궁)가 정상이어야 한다.

e. 관절이 유연하여 운동 작용에 지장을 주지 않아야 한다.

⑧ **발 변형의 종류**

a. 평발(편평족, flat foot)

족궁이 무너져 내려 앉은 발로 아치가 없어 편평하다. 이런 발은 오래 걷거나 뛸 때 빨리 뛰지 못해 운동장애가 있을 뿐 아니라 두통과 소화불량의 원인이 되기도 한다.

ⓐ 원인 : 과다한 체중의 증가나 오래 서 있거나 무리한 보행을 했을 때 혹은 운동부족과 결합조직의 약화와 골절을 들 수 있다.

ⓑ 관리방법 : 신발을 신을 때 발 안쪽 아치 부위에 안창을 대어 아치를 인위적으로 만들어준다.

b. 요족(high arched foot)

평발과는 반대로 족궁의 아치가 너무 많이 올라가 치솟은 형태의 발로 발가락이 중족골 쪽으로 오그라든 발

ⓐ 원인 : 유전적 요인이 많으며 후천적으로는 근골의 골절과 인대가 당기는 질

환이 원인이 되기도 한다. 또한 굽이 높은 신을 장시간 신고 오래 서 있을 경우에도 요족이 될 수 있다.

ⓑ 관리방법 : 신발에 안창을 대주어 신발과 발이 뜨지 않게 하며 티눈과 굳은살이 생기지 않도록 밀착된 부위를 보호용 스펀지를 붙여준다.

c. 무지 외반증(hallux valgus)

엄지발가락이 검지 쪽으로 돌아가 중족골 관절이 튀어나오는 발로 중족골 관절이 신발에 밀착되어 통증이 심하며 굳은살과 티눈이 쉽게 생긴다.

ⓐ 원인 : 볼이 좁고 앞이 뾰족한 신발을 장시간 신었을 때 쉽게 나타나며 신경통, 류머티즘, 통풍 등의 질환으로 인해 관절이 약해 틀어져 나타나기도 한다. 또한 비만으로 체중 부하가 많아 생길 수 있다.

ⓑ 관리방법 : 심한 경우 외과적 수술요법을 하며 비만인 경우 비만을 해소하고 편한 신발을 착용한다. 엄지발가락의 뒤틀림을 방지하기 위한 면 패드 보호용 캡을 씌우기도 한다.

d. 망치발(mallet toe)

발가락이 굽어진 변형으로 후천적으로 많이 나타난다.

ⓐ 원인 : 앞볼이 좁고 끼는 신을 장시간 착용하였을 때 많이 오며 발가락이 긴 발에 변형이 오기 쉽고 발가락 중 둘째발가락에 많이 생긴다. 이로 인해 티눈이 생겨 통증을 호소하는 경우가 종종 있다.

ⓑ 관리방법 : 발가락이 편안하도록 제작된 맞춤 신을 착용하고 티눈과 굳은살을 제거하고 재발하지 않도록 전용패드를 이용한다.

⑨ 발과 다리의 피부이상

발과 다리의 피부이상으로는 굳은살, 트고 갈라지는 발, 티눈, 족부백선과 발톱무좀, 족부다한증, 림프부종, 정맥류 등이 있다.

⑩ 질환 원인 및 증상 관리방법

a. 굳은살(callus)

넓은 면적, 즉 뒤꿈치, 발바닥에 주로 생기며 일반적으로는 통증은 없으나 심하면 갈라져 피가 난다. 각질의 수분부족, 맨발의 보행, 체중의 부하, 신발의 압박 등이 원인이다. 마른상태의 발을 버퍼로 갈아낸다. 크레도(Credo)를 이용할 때는 충분히 발을 물에 불려 피부를 만져가며 제거해 준다. 마지막으로 카펜쉴라이퍼(kappenschleifer)로 갈아주고 온타월로 마무리해 준다.

b. 트고 갈라지는 발

발뒤꿈치, 발 가장자리 등 수분이 부족하여 각질이 두꺼워지며 갈라지는 현상으로 여성에게 주로 나타나며 겨울에 심하다. 원인으로는 과체중으로 인한 체중부하, 수분부족 등의 건조증, 여성호르몬의 부족과 영양부족 상태 등을 들 수 있다. 두꺼워진 발을 물에 충분히 불린 후 크레도와, 짱애(zange)로 각질과 갈라진 피부조직을 제거한 후 프레저(Fredger)를 사용하여 갈아준다. 그런 다음 소독을 해주고 안티크레케 크림(Anticreke cream)을 발라준다. 각질과 피부조직 제거시 출혈로 인해 2차 감염이 되지 않도록 주의해야 한다.

c. 티눈(corn, clavus)

발의 측면이나 좁은 부분에 지속적으로 압박을 받아 생기며 굳은살처럼 딱딱하고 중심 부위는 핵의 눈이 피부조직 깊숙이 뿌리를 내리고 있어 통증이 심하다. 마찰이나 압력의 원인을 제거하고 전문가의 도움을 받아 티눈을 제거하고 보호용 패드를 대주어 신발과 밀착되지 않도록 한다.

d. 족부백선

무좀 및 발톱 무좀균에 의한 질환으로 피부각질이 너덜거리며 몹시 가렵고 진물이 나며 통증이 있다. 발톱무좀의 경우는 노란갈색을 띠고 시간이 지나면 발톱이 두꺼워지며 악취가 나고 부서진다. 주로 혈관과 림프의 순환장애, 당뇨병 및 통풍이 안 되어 땀이 많이 생기면 무좀균이 번식하기 좋아 생긴다. 발을 늘 건조하게 하고 통풍이 잘되는 신을 신고 땀을 쉽게 흡수할 수 있는 면양말을 자주 갈아 신는다.

무좀발톱의 경우 두꺼워진 발톱을 갈아내고 발톱을 짧게 자른 후 청결히 하고 무좀약을 꾸준히 발라준다. 심한 경우 무좀약을 먹는다.

e. 족부다한증

발에 땀이 많이 나는 증상으로 통풍이 안 되는 양말과 신을 오랜 시간 신는 경우 혹은 정신적, 육체적 피로로 인한 내분비 이상에 의한 원인 등을 들 수 있다. 발을 자주 씻고 통풍이 잘되는 면양말과 신을 신어준다. 심한 경우 전문가를 찾아 치료를 받는 것이 좋다. 과잉 땀은 무좀을 유발할 수 있어 세심한 주의가 요구된다.

f. 림프부종(lymph Edema)

림프관의 폐쇄 및 순환부전으로 림프액이 역류되어 단백질 농도가 상승하여 발이 붓는 현상으로 림프계의 외상, 종양, 림프관염 등 선천적 림프기능부전과 비만으로 인한 체중부하, 오래 서 있음 등이 원인이다. 장시간 서 있거나 체중부하를 줄여야 하며 저염, 저당질, 저칼로리, 저지방 식이 등이 필요하다. 하루 2L의 물을 충분히 먹어주고 충분한 산소공급과 규칙적인 운동이 필요하다. 림프배농 마사지로 림프순환을 원활히 하면 부종을 예방, 개선할 수 있다. 정맥류 정맥관의 기능부전으로 정맥혈이 정체되고 확장되어 혈관이 돌출되는 현상으로 임신, 장시간 오래 서 있거나 앉아 있는 경우에 흔히 나타난다. 오래 서 있거나 앉아 있지 않도록 하며 혈류를 방해하는 꽉 끼는 옷을 입지 않도록 한다. 뜨거운 사우나, 마사지는 피해야 하며 찬물에 샤워하고 심장보다 높게 다리를 올려 정맥기능을 원활히 한다.

(9) 스포츠마사지(sports massage)

마사지는 인간 생활 활동에 수반되는 예상치 못한 신체의 통증이나 저림을 느낄 때 의학적인 사전지식이 없어도 통증을 느끼는 부분을 누르고, 주무르고, 두드리고, 쓰다듬고 하는 행위는 일종의 본능적인 동작인 것이다. 고대의학 기록에 의하면 격렬한 운동이나 시합 후 마사지를 통해 경직된 몸을 이완시키거나 몸의 기능을 조절하기 위해 시행해 온 스포츠마사지는 당시 유일한 민간치료법으로서 비교적 상세히 기록되어 있으며, 오랜 역사를 간직하며 끊임없이 발전해 왔다.

스포츠마사지는 인체 중 주로 근육을 다루는 맨손 요법으로서 문지르거나 쓰다듬고, 비비고, 압박하는 방법을 이용하여 피부와 근육에 자극을 가해 체내의 혈액과 림프의 흐름을 촉진시키고, 말초 및 중추 신경을 각성시키고, 신진대사를 원활하게 해줌으로써 스포츠에 의한 근육의 급성 피로 예방과, 근육과 관절의 과도한 긴장, 경련, 뻣뻣함과 통증 등을 완화시킬 수 있다.

스포츠마사지는 목적에 따라 보건위생마사지, 스포츠마사지, 의료마사지, 미용마사지 등으로 분류할 수 있으며, 시행하는 시기에 따라 준비마사지, 트레이닝 마사지, 회복마사지 등으로 구분할 수 있다. 마사지의 기본 기법으로는 경찰법, 강찰법, 유념법, 고타법, 진동법, 압박법, 운동법 등 기타 다양한 응용기술 및 운동요법 등이 시행되고 있다.

① 스포츠마사지의 효과

a. 혈액 및 림프 순환을 촉진시킨다.

b. 근육에 축적된 젖산을 제거하여 피로 회복을 빠르게 한다.

c. 소화기능을 촉진시켜 영양흡수를 원활하게 한다.

d. 근육의 이완을 통해 노폐물 배출을 용이하게 한다.

e. 심리적인 안정감을 준다.

(10) 아쿠아 마사지(aqua massage)

고대 그리스의 히포크라테스 시대부터 수(水)치료라는 이름으로 다양한 방법의 물을 이용한 건강법이 있었고, 그 중 아쿠아 마사지는 신체 부분마다 각각의 힘으로 적용되는 따뜻한 물의 이완 효과를 이용하여 질병, 사고, 손상 등으로 인하여 발생된 신경, 근육, 관절계통의 비정상적 기능을 회복, 증진시키고 스트레스나 피로에 의한 정신적 문제를 해소시키기 위하여 개발된 물속에서의 신체적 움직임과 관련된 마사지이다. 오늘날 수치료는 치료를 위해서 뿐만 아니라 병의 예방을 위해서 찾는 사람이 늘어나고 있다. 사람은 나이가 들어감에 따라 질병을 경험할 수도 있고 생리적 기능이 감퇴되어 정상적인 심신의 활동이 위축될 수도 있다. 점차적으로 기대여명이 늘어나고 사회활동이 연장되어 가는 현대인들에게는 자신의 건강에 대한 관심이 지대하다 할 수 있다. 이런 현대인들에게 태아 때부터 양수 속에서 보호를 받으며 성장을 해온 아늑함과 편안한 느낌을 제공하는 아쿠아 마사지는 물이라는 자연과 더불어 일상의 피로를 씻는 가장 적절한 수단으로 제공될 수 있다.

이탈리아의 내과 의사인 Dr. G LA Rosa 박사에 의해 개발된 아쿠아 마사지는 시술시 최대한 자극을 주지 않으면서 스트레스를 해소시킬 수 있는 가장 좋은 방법 중 하나이다. 아쿠아 마사지는 물이 신체에 미치는 효과를 극대화하기 위해 물의 특성인 부력을 최대한 이용하여 신체의 손상된 부분이나 굳어진 근육과 관절을 풀어주면서 통증 완화 효과도 가져온다. 따뜻한 물의 온도로 인한 혈관 확장으로 혈액순환을 향상시키고 증대된 혈액의 흐름과 함께 노폐물 제거도 용이하게 한다.

뿐만 아니라 마사지 베드에서의 마사지가 원활하지 못한 장애인이나 오랜 시간 마사지 베드에 누워 있기 힘든 임산부의 출산 전, 후 빠른 회복을 위해서 적용하기도 한다.

① 효 과

a. 혈액의 흐름을 좋게 하여 신진대사를 원활하게 한다.
b. 관절가동범위가 유지되고 증가된다.
c. 신체의 균형을 유지시키며, 협조 작용을 증진시킨다.
d. 심신을 이완시키며 통증을 감소시킨다.
e. 물을 이용한 청결효과가 있다.

② 주의해야 할 점

a. 감염성 피부질환을 가진 사람은 피한다.
b. 노약자나 기운이 없는 사람은 각별히 유의하면서 시술한다.
c. 최근의 상처나 개방된 상처가 있는 사람은 실시하지 않는다.
d. 물보다 체액의 농도가 높아서 부종이 생길 수 있다.

4.2 페이셜과 보디 트리트먼트

1) 페이셜 트리트먼트(facial treatment)

(1) 필링(peeling)

① dry brush

죽은 각질을 제거하기 위한 스펀지나 브러시를 이용하여 건포 상태에서 사용된다. 보통은 전신 트리트먼트하기 전 10분 정도 보디 트리트먼트시 하는 준비동작이다. 그러나 dry brush 시간이 30분 정도로 트리트먼트 시행시 요금이 부과될 수 있다. 브러시의 효과는 순환을 위해 자극을 주는 것이다.

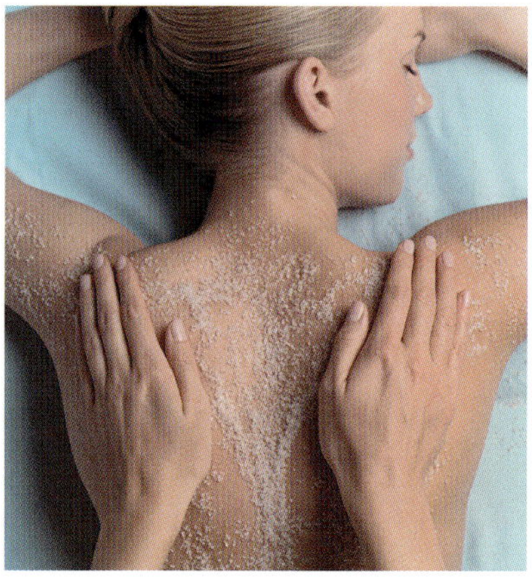

② salt glow

특별한 salt는 몸 전체나 필요한 부위에 필링 효과를 주기 위해 목욕 비누와 오일을 혼합해서 사용한다. 부분적인 트리트먼트를 할 경우 5분 정도 빠르게 필링한다. 수분을 더 잘 흡수시키기 위해 죽은 각질을 제거하는 것이 목적이다. salt glow는 마트에서도 쉽게 구할 수 있으며 스파 트리트먼트할 때도 인기가 좋다. 어떤 관리자들은 다른 부위의 필링을 위해 salt를 혼합할 수 있는 루퍼(loofah) 같은 드라이 브러시 도구도 함께 사용한다. 지나치지 않도록 조심해야 한다. 보통 salt는 얼굴에는 사용하지 않으며 면도나 제모를 하는 경우에는 이틀 후에 하는 것이 좋다.

③ 효소(enzyme)

파파야에서 추출한 단백질 분해 효소인 파파인(papain)은 죽은 각질을 효과적으로 빠르게 녹이기 때문에 특히 여드름 피부의 코메도 제거 시술 전에 활용한다.

효소는 피부 표면의 죽은 세포와 피지 등의 대사 작용에 의한 노폐물 제거에 용이하며 물리적인 자극이 없고 부드러워서 색소침착 피부나 민감 피부에 이용되기도 한다.

④ 고마지(gommage)

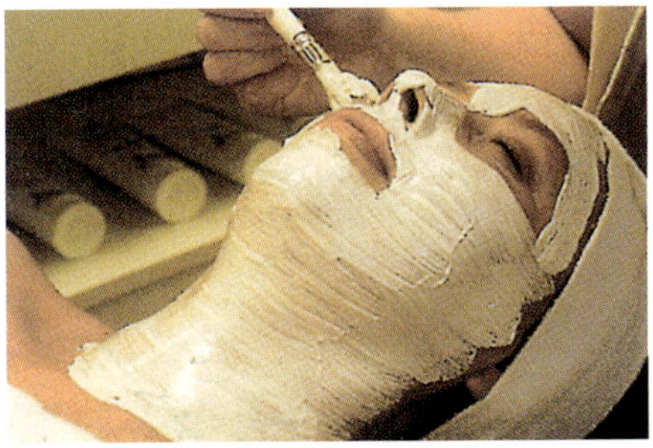

고마지(gommage)는 지우다를 의미하며 손이나 브러시로 피부에 바르는 크림형태의 제품을 말한다. 고마지 세정의 효과는 세포 용해성과 물리적 마찰작용에 의해 죽은 세포가 크림과 함께 제거되고, 보습 효과를 동시에 부여해 준다. 금기대상은 민감성피부, 발적, 염증, 수포, 농포성 여드름, 개방성 상처부위, 모세혈관 확장증, 민감성피부, 주사(rosacea), 지나치게 각질이 제거된 피부이다.

⑤ AHA 필링(Alphahydroxy Acid peeling)

화학적 엑스폴리에이션(chemical exfoliation)은 각질제거와 박피(peeling)로 구분된다. 즉 피부의 외피층에만 직접적으로 영향을 주는 각질제거(exfoliation)와 각질층 이상의 세포를 제거하는 의학적 박피가 있다.

화학적인 작용에 의한 각질제거제로는 알파하이드록시산(Alphahydroxy Acid; AHA)이 일반적으로 사용되며 젖산(lactic acid), 주석산(tartaric acid), 사과산(malic acid), 구연산(citric acid)과 같은 과일산과 베타하이드록시산(beta hydroxy salicylic acids) 등이 포함된다.

알파하이드록시산은 무독성 천연 과일 산으로써 각질 세포간의 화학적 결합을 약화시켜 각질층을 무리 없이 제거할 수 있게 하고 주름, 기미, 주근깨, 검버섯, 폐쇄 모공, 여드름, 어린선, 건성피부 상태를 크게 개선시켜 주는 성분으로 알려져 있다. AHA 성분은 함량에 따라 사용상의 차이가 있다.

표 4-3. 아하(AHA)의 함량에 따른 효능

AHA 함량	작용
1% 이하	제품의 pH 조절효과
1~4%	친수성의 보습작용
5~7%	각질의 제거효과
8~15%	각질의 용해작용, 주름 완화
20~30%	각질의 용해작용, 주름 완화, 민감반응 유발
30~50%	피부과 박피용, 강한 필링작용, 주름 완화, 민감반응 유발

***** 사용시 주의사항**

a. 페치테스트를 하여 단계적으로 적용한다.

b. 피부에 자극을 주는 스크럽 제품 사용과 마찰작용을 피한다.

c. 브러싱(brusing) 세안법은 동시에 사용하지 않는다.

d. 고열의 한증욕을 피한다.

e. 햇빛에 민감해지며 따끔거림, 따가움, 홍반 등이 유발될 수 있다.

f. 피부상태에 따라 선 스크린, 선 블록 등의 자외선 차단제를 사용한다.

(2) 페이셜 마사지(facial massage)

5가지 고전적 동작을 근육의 결에 따라 약 15~20분간 적절하게 자극을 줌으로써 얼굴에 활력과 생기 및 기초 제품의 흡수율을 높여 긍정적 효과를 제공한다.

① 마사지의 정의

11세기 아랍의 철학자이며 의사인 아비세나(Avicenn ; 980~1037)는 마사지의 목적은 운동에 의해 생긴 근육 속의 쇠퇴한 형태의 불필요한 요소들을 제거하는데 있으며 그것은 운동으로 풀 수 없는 무기력한 물질들을 제거함으로써 피로를 없앨 수 있다고 하였다. 즉 마사지는 신체의 각 부위를 이용하여 고객에게 문지르거나 두드리기, 쓰다듬기, 궁굴리기, 진동을 해줌으로써 혈액순환과 신진대사의 기능을 높여 세포의 활성화에 도움을 주는 동작으로 물리적 자극을 줌으로써 피로의 회복과 인체의 활력 증진에 도움을 주기 위한 것이다.

② 마사지 동작의 방법과 효과

기본동작		방 법	효 과
쓰다듬기 (effleurage)	경찰법	손바닥으로 부드럽게 쓰다듬는 동작으로 마사지의 시작과 끝 부분의 동작에 주로 쓰인다. 누르는 정도와 속도를 일정하게 한다. 진정 마사지 동작으로 심리적 안정감을 준다.	혈액과 림프의 흐름을 원활히 한다. 가벼운 손놀림은 자율신경계에 영향을 미쳐 진정효과가 있다.
문지르기 (friction)	강찰법 (마찰법)	손끝으로 실시한다. 이마, 코, 눈가, 입 주위 등 주름이 생기기 쉬운 부위에 실시한다. 쓰다듬기보다 깊은 조직의 혈액순환을 촉진한다.	결체조직에 탄력섬유를 자극하여 탄력 있는 피부로 만든다. 피지분비를 촉진시키고 노폐물을 제거한다.
반죽하기 (petrissage)	유연법 (유찰법)	근육을 횡단하듯 반죽한다. 손가락 전체를 이용하여 피부를 쥐었다가 푸는 동작을 반복한다. 주로 턱 부위에 많이 실시한다.	근육의 경련을 없애준다. 신진대사를 활성화시킨다. 결체조직에 영향을 주어 강화시킨다.
두드르기 (tapotement)	경타법 (고타법)	손가락을 이용하여 피부를 빠르게 두드려주는 동작으로 손바닥 전체로 근육지방층이 많은 곳에 실시한다.	신경조직을 자극하여 지방의 과잉 축적을 억제한다. 혈액순환 촉진한다.
떨기 (vibration)	진동법	손가락, 손 전체에 힘을 주어서 실시한다. 섬세한 느낌을 주는 동작이다.	경직된 근육을 이완시켜 혈액 림프순환을 촉진한다. 결체조직에 탄력을 준다.

③ 마사지 시술시 주의점

a. 고객의 건강상태에 대해 반드시 체크한다.

b. 실내온도 및 조도, 음향 등은 고객 위주로 쾌적하게 만든다.

c. 마사지를 하고 있지 않은 부위는 항상 따뜻하게 덮어준다.

d. 모든 동작은 근육의 결에 따라 행해져야 한다.

e. 지나치게 강한 자극은 피한다.

f. 마사지시 제품이 눈 코 입 머리결 속에 들어가지 않도록 한다.

④ 마사지시 관리사의 태도

a. 관리는 정성껏 실시한다.

b. 고객의 몸에 손을 대기 전에 손을 따뜻하게 한다.

c. 관리사의 몸에 부착된 장신구는 가급적 제거한다.

d. 관리사의 손톱은 짧아야 한다.

e. 관리사의 유니폼은 청결해야 하고 구취나 액취가 나지 않아야 한다.

(3) 팩과 마스크(pack & mask)

① 정 의

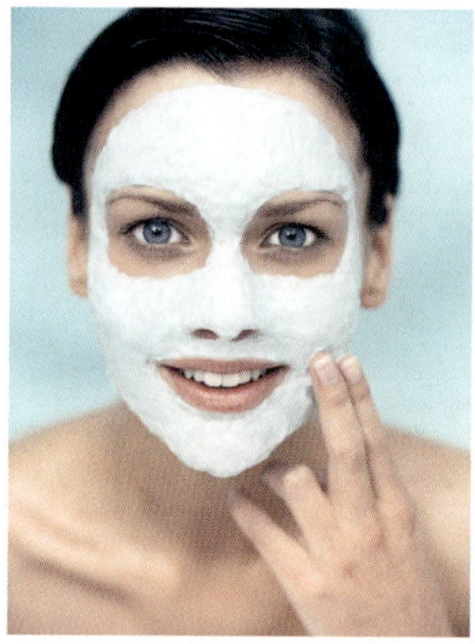

팩이란 단어는 'Package의 포장하다' 란 뜻을 의미한다. 즉 피부 표면에 발라둔다는 개념으로 크림타입이나 겔타입과 같이 공기를 통과시키는 것을 말한다. 마스크는 우리나라에서는 팩의 개념과 동일하게 사용되고 있는데 바르면 굳어서 공기가 통과되지 않는 것을 말한다.

② 팩의 효과

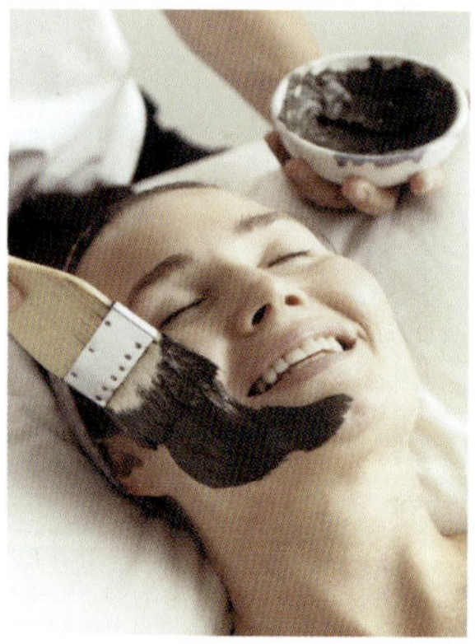

팩의 효과는 함유된 유효성분과 팩의 재료상태, 팩을 하는 동안의 온도 등에 따라 각기 다르며 다음과 같은 다양한 효과를 거둘 수 있다.

a. 순환촉진 및 신진대사 촉진

b. 피지, 노폐물 흡착 등으로 피부청정 효과

c. 각질제거의 필링효과

d. 염증완화 및 살균효과

e. 보습, 세포재생, 탄력강화 효과

f. 진정효과와 미백효과

표 4-6. 마스크 및 팩 기제 타입의 종류

타입	기제의 형태	특징 및 효과
필 오프타입 (peel off type)	젤리	투명, 반투명 젤리상이며 건조 후 투명한 피막을 형성하여 피부박리 효과로 보습, 유연, 청정효과를 나타낸다.
	페이스트	불투명 페이스트 상으로 분말, 유성분, 보습제를 많이 배합할 수 있으며 피막 형성, 박리 후는 충분한 보습효과를 나타낸다.
	분말	파우더에 물이나 솔루션을 균일하게 녹여 도포한다. 물이 증발함에 따라 차차 고무(젤리)형태로 굳어져 진정효과와 업 리프트(up lift) 효과를 제공한다.
워시 오프타입 (wash off type)	크림	O/W, W/O 형태로 피부타입에 따라 선택 가능하며 바르기 쉽고 제거하기에 용이하며 절적한 효능 효과를 제공한다.
	점토(크레이)	광물의 미네랄을 함유한 분말과 물, 에탄올, 보습제 및 청정효과 등의 효능 성분을 포함하고 있어 사용 후 산뜻하고 청량감이 있다.
	젤리	투명, 반투명 젤리 상으로 수용성 고분자 배합에 의해 피막제의 양이 적으므로 떼어내거나 물로 닦아낸다.
	에어졸 폼 (기포상태)	에어졸 상태로 충분히 흔들어 거품을 내게 하는 것으로 피부 표면의 수분이 증발하면서 일시적으로 열감이 나타날 수 있으나 성분을 피부 속 깊이 흡수시킨다.
고화 후 박리타입	분말 (파우더)	크레이 파우더에 크리스털 가루가 희석되어 물과 수화반응열에 의해 발열시키며 고화시켜 베이스에 발라준 내용물을 피부 속 깊이 충분히 흡수시킨다.
도포타입	필 오프 마스크 (peel off Mask)	콜라겐 벨벳, 단백질 시트지 등의 필 오프 마스크(peel off Mask) 로 여러 유용성분(솔루션)을 함께 사용하여 효능 효과를 높인다.
	박리요법 (파라핀)	약 37~38℃ 정도의 초를 녹인 성분에 보습제 등의 유용성분을 포함한 액체를 거즈나 팩 붓을 이용하여 피부에 발라준 후 굳혀서 닦아내는 방법으로 보습력과 유분의 밸런스를 제공한다.

2) 보디 트리트먼트(body treatment)

(1) 필링(peeling)

피부의 각질제거 방법에는 물리적, 화학적, 가수분해 요법이 있다. 필링은 수분을 더 잘 흡수시키기 위해 죽은 각질을 제거하는 것이 목적이다. 피부의 물리적 각질제거(mechanical exfoliation) 방법으로는 미세한 알갱이가 들어 있는 스크럽(scrub) 제품이나 타월, 브러시 등으로 가볍게 마찰하여 피부에 부드럽게 죽은 각질을 제거시키는 것이다. 스크럽에 사용되는 물질로는 천연 곡물(natural grains), 폴리에틸렌(polyethylene micro balls)에 이르기까지 다양하며 살롱이나 온천에서의 보디 스크럽은 각질제거의 효과를 보다 강화시키기 위해 브러시 세정기를 사용하기도 한다.

보디용과 얼굴용은 구별되어야 하며 보디 폴리시는 면도나 제모 후 이틀 정도는 피해야 한다. 최근에는 BHA종류의 살리실산이나 AHA종류의 글리콜산이 흔히 사용된다. AHA는 죽은 각질을 제거하는데 효과적이다.

스크럽, AHA와 엔자임의 차이는 간단하다. 스크럽은 죽은 각질을 벗겨내는 것이고 AHA와 엔자임은 죽은 각질을 녹이는 것이다. 엔자임 타입이 효과적일 수 있지만 물리적인 러빙(rubbing)을 하게 되면 피부에 더 자극을 줄 수 있다. 그래서 스크럽 제품에 AHA 성분이 함유되어 있는 것이다.

(2) 보디 마사지(body massage)

페이셜 마사지 방법과 동일하나 보디 마사지시는 넓은 부위를 마사지해야 하므로 손바닥 혹은 손바닥을 포함한 전완부위 및 팔꿈치와 무릎, 온 몸을 이용한 여러 방법으로 근육을 자극하고 풀어주는 다양한 방법이 적용된다. 이로 인해 온몸 순환을 도와 근육의 피로는 물론 체형관리 및 유지와 개선의 적극적 효과까지 제공받을 수 있다.

(3) 샤워(shower)

샤워는 현재 하이드로테라피의 또 다른 형태라고 할 수 있다. 매일 아침이나 저녁에 사람들은 분명 하이드로테라피를 실시하고 있는 것이다. 우리가 이미 물이 사람의 장기에 어떤 역할을 하는지에 대해 살펴보았듯이, 물을 응용한 샤워 형식은 워터테라피의 범주를 크게 강화시킨다. 집에서 하는 단순한 샤워라도 그것의 진정한 가치를 알고 사용한다면 하나의 하이드로테라피라고 할 수 있다. 데이 스파로 전향하고 싶은 살롱은 반드시 최소 샤워는 추가해야 한다. 문제는 그 어느 누구라도 집에서 샤워를 해봤던 그 순간부터 일반적인 행위로 치부해 버리기 때문에 그에 대한 큰 관심은 없을 수도 있지만, 우리가 생각했던 것보다 샤워에는 훨씬 많은 것들이 내재되어 있다. 그리고 더 복잡하고 다양한 샤워의 종류들이 있는데 그것들은 비시 샤워(vichy shower), 스팀 샤워(steam shower), 스위스 샤워(swiss shower) 등 그 외에도 많다. 이러한 각각의 샤워들은 비슷한 기능과 다양성을 지니고 있다.

(4) 보디랩(body wrap)

① 허브 랩핑(herbal wrapping)

65.6~79.4℃ 정도에서 허브주머니에 에센셜 오일을 넣고 천의 온도를 높이는 것이 효과적이다. 전신에 이 천을 덮고 20~30분 정도 쉴 수 있도록 담요를 그 위에 다시 덮어준다. 이 트리트먼트를 받는 동안 고객의 이마에 찬 수건을 번갈아 올려놓는다. 이 트리트먼트는 30분 정도 할 수 있다. 젖은 천은 무겁고 뜨겁다는 것을 고객에게 주지시켜 주어야 한다.

② 파라핀 랩핑(paraffin wrapping)

파라핀은 공기를 차단하여 몸의 형태를 만들어주는 열 마스크이다. 파라핀은 보습을 피부에 흡수시키고 몸의 열과 함께 노폐물 발산을 돕는 역할을 한다. 파라핀은 단독으로도 사용이 가능하고 머드와 시위드와도 함께 사용 가능하다. 관리자는 큰 브러시를 이용하여 보디에 직접적으로 파라핀을 바른다.

파라핀에 3~5회 정도 담갔다가 15~20분 정도 랩핑 상태로 있어야 한다. 파라핀은 주로 얼굴, 등, 발, 손에 할 수 있다.

(5) 핸드와 풋 트리트먼트(hand & foot treatment)

스파 매니큐어/페디큐어 관리와 같이, 트리트먼트는 손부터 팔꿈치 위쪽까지,

발부터 무릎 위까지는 행해져야 한다. 이 관리는 혈액순환과 함께 보디 트리트먼트를 받고 싶어하도록 유도하는 효과가 있다. 그러나 발은 풋 바스를 사용하는 것이 좋다. 손과 발이라고 표현하더라도 이는 팔과 다리까지 포함하여 의미한다. 이 트리트먼트는 손과 발의 죽은 각질 세포를 제거하고 부드럽고 건강하게 한다.

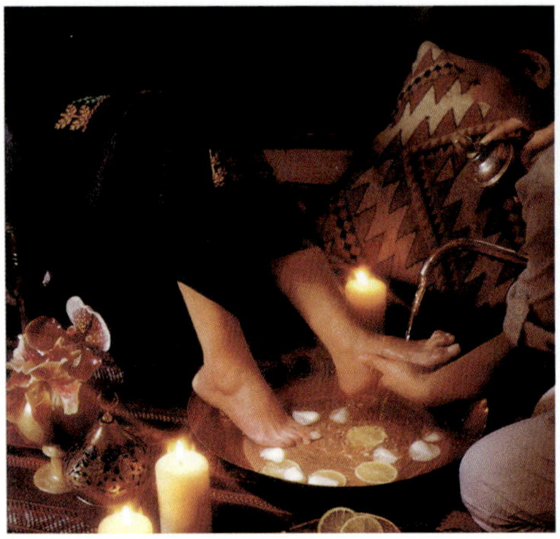

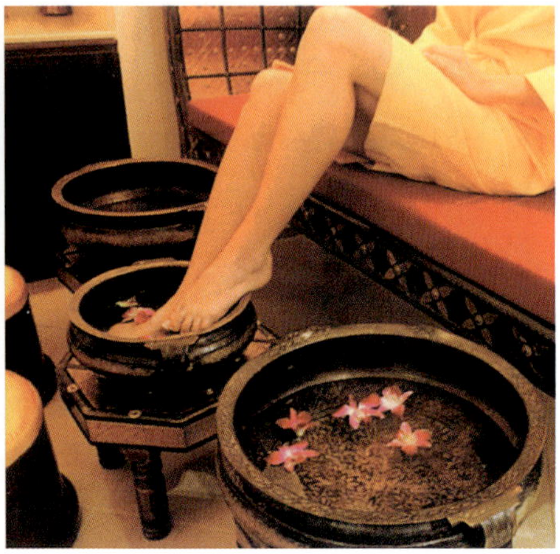

① 시술 방법

a. 손과 발을 세정하고 살균한다. 관리자의 손도 살균하거나 필요하다면 위생 장갑을 착용한다.

b. 적절한 클렌저와 토너로 손과 발을 닦아낸다.

c. 각질제거제를 적용하고 어느 정도 시간을 갖는다. 러빙을 하는 제품이라면 한쪽씩 러빙을 하면 된다. 또한 풋 바스를 사용한다면 한쪽 발을 관리하는 동안 다른 발은 풋 바스에 담가놓으면 된다. 풋 바스에는 약간의 에센셜 오일을 첨가하도록 한다. 또한 스파 효과를 위하여 각질 제거용 솔트(salt)를 첨가해도 된다.

d. 스페셜 컨디셔너나 활성 솔루션을 적용하도록 한다. 수분 앰플이 될 수도 있고 순환을 촉진하기 위한 스페셜 아로마테라피 로션이나 멘톨 러빙 제품을 사용할 수도 있다.

e. 마사지 제품으로 5~10분 간 마사지를 한다.

f. 머드나 해초 마스크를 적용한다. 씻어낼 수 있는 대부분의 머드는 풋 바스에서 해면을 이용하여 다리와 발을 씻을 수 있다. 손톱이나 발톱 주변에는 오일이나

로션을 발라서 해초나 머드가 끼지 않도록 한다. 핸드 브러시는 손톱에서 머드나 해초를 제거하기 위해 필요하다. 손과 발을 플라스틱 시트나 호일로 랩핑한다. 비닐랩이나 호일은 작은 크기로 사용해야 한다. 관리자가 청소를 하고 마무리를 준비하는 동안 약 10분간 고객을 쉬게 한다(필요시 파라핀 마스크도 이 단계에서 시술할 수 있다).

g. 비닐랩이나 호일을 제거하고 손과 발을 닦아낸다. 손 · 발톱 밑에 있는 머드나 해초 잔여물은 브러시로 제거한다.

h. 로션이나 크림을 바르고 마무리 파우더를 적용한다. 고객이 넘어지지 않도록 발에는 활석 파우더를 적용해도 된다.

② **금기사항**

a. 손 · 발톱의 진균이나 질환이 있는 경우

b. 열린 상처가 있는 경우

c. 부종, 감염, 염증이 있는 경우

(6) 제모(epilation, depilation)

털의 제거는 살롱이나 스파테라피의 시스템에서 고객의 서비스 비중이 높은 부분이다. 피부 표면에 자라나온 털의 제거는 피부관리사의 업무에서 이루어지고 있고 한편 전문의의 의료적 시술이 필요한 부분이기도 하다. 제모란 신체의 모발이 정상적으로 자라지 않을 곳에 과도하게 자라난 모발 혹은 비정상적으로 과도하게 성장한 모발을 제거하는 것을 말한다. 다모증(Hirsutism)의 원인은 아직까지 정확하게 밝혀진 바는 없으나 대부분 남성호르몬의 불균형의 영향으로 발생되는 것으로 알려져 있다.

이러한 다모증의 발생 기전은 안드로겐 호르몬의 영향에 의한 것으로 테스토스테론(testosterone)이 모낭 내에서 5-a-dihydroxytestostrone으로 환원됨으로써 모피지선에 과도한 모발의 성장이 촉진된다.

다모증이 유발된 고객을 대상으로 시행하는 제모관리는 주로 면도와 전기 용해술 그리고 털 뽑기의 방법으로 이루어진다. 모발의 분포는 태아의 배내솜털인 취모가 빠지면서 전신에 부드러운 솜털의 연모로 교체되고 턱수염, 눈썹 등에 자라나는 경모를 들 수 있다. 이러한 모발은 성장주기에 따라 성장기, 퇴행기, 휴지기 3단계의 주기로 구분하게 되는데 제모를 시행할 때는 개인에 따라 모발주기를 중요하게 다루어야 할 부분이기도 하다.

제모의 방법은 털의 제거정도에 따라 일시적인 제모와 영구적인 제모로 나눈다. 일시적인 제모방법은 면도(Saving), 털뽑기(tweezing), 화학적인 탈모(chemical depilation), 제모(waxing), 당장법(sugaring), 드레이딩(threading)의 방식이 있고 영구적인 제모방법에는 전기를 이용한 전기분해(electrolysis), 레이저(lazer)와 광선(photo light)의 방법이 있다.

① 일시적 제모

a. 면도(saving)

피부에 세안용의 클렌징을 이용하여 피부세정 후에 면도크림을 도포하여 제모 한다.

b. 털 뽑기(tweezing)

모근 부위를 털이 난 각각의 방향으로 하나씩 잡아당겨서 털을 제거해 주는 방법이다. 피부가 얇은 부위에는 자극적인 시술이 될 수 있다.

c. 화학적인 탈모(chemical depilation)

크림타입 등의 제모제를 피부에 직접 두껍게 도포하여 제모하는 방법이다. 피부에 자극적일 수 있으므로 패치 테스트 후 사용하는 것이 바람직하다.

d. 제모(waxing)

제모는 소프트 왁스와 하드왁스가 있으며 왁스를 일정온도까지 가온하여 사용한다.

ⓐ 시술부위 : 안면의 눈썹모양, 윗입술 위, 빰, 귀 주변, 상지의 전완과 상완, 하지의 종아리와 허벅지, 어깨, 등 부위, 비키니라인(bikini line)

ⓑ 제모 준비물 : 클렌징, 가위, 핀셋, 눈썹 브러시, 나무 스파튤라, 왁싱 히터, 왁스, 모슬린 혹은 펠론(pellon)의 스트립, 수렴제, 알코올, 솜, 면봉, 냉 습포, 정리대, 눈썹펜슬

ⓒ 왁싱 시술방법

㉠ 진정 로션을 도포하여 피부를 안정시켜 준다.

㉡ 피부에 클렌징 후 소독 처리하여 청결한 피부상태를 유지한다.

㉢ 왁스에 온열을 가하여 녹여진 왁스를 털난 방향대로 도포한다.

㉣ 모슬린 천을 이용하여 털이 난 방향으로 가볍게 압박하여 접착시켜 준다.

㉤ 털이 난 반대방향으로 잡아당긴다.

㉥ 재빨리 제모된 피부 부위를 눌러 민감 상태를 완화시켜 준다.

㉦ 제모된 정도를 파악하고 남은 모발은 핀셋이나 족집게로 정리한다.

㉧ 피부에 남은 잔여왁스를 제거해 준다.

e. 당장법(sugaring)

설탕에 온열을 가하여 시럽형태로 만들어 사용하는 제모방법이다. 제모할 부위에 시럽을 도포하고 얇은 천(strip)을 부착한 후 털이 난 반대방향으로 잡아당겨 털을 제거한다.

f. 드레이딩(threading)

100% 면사를 이용하여 피부표면에 실을 연속적으로 굴려서 제모를 하는 방법이다.

② **영구적 제모(Permanent Hair Removal)**

영구적인 제모는 과도하게 성장된 털에 대하여 털의 모근(hair bulb) 부위를 완전히 제거하여 다시 자라나지 않게 시술하는 제모방법이다.

a. 전기분해(electrolysis)

전기분해를 이용하여 모발을 영구히 제거하는 제모방법이다. 주로 갈바닉 직류전기를 이용한 제모방법, 고주파 교류전류를 이용한 열분해(thermolysis)의 제모방법, 갈바닉(galvanic) 전류와 고주파(high frequency) 전류를 동시에 이용한 융합(blend)방식의 제모방법이 있다.

b. 레이저(lazer)와 광선(photo light)

레이저를 이용한 털의 제거방법은 모근 부위를 파괴하는 방법으로 행해지고 있으며 광선은 파동성의 빠른 섬광을 이용한 제모방법이다.

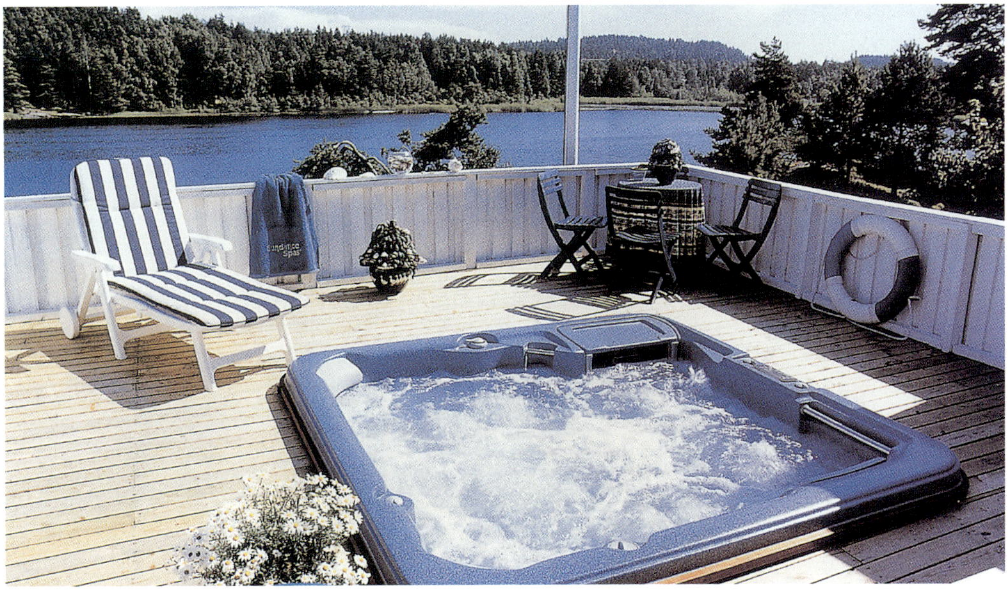

5장
고객관리 준비사항

스파를 받기 위해 살롱을 방문하는 고객은 스파에 대한 이해가 부족할 수 있으므로 관리자는 제일 먼저 고객 상담을 통해 고객의 피부 상태 평가와 케어시 주의사항을 알려주도록 한다. 보디 케어는 건강, 웰빙 및 노화 방지를 위해 필요하다. 스파는 페이셜 트리트먼트(facial treatment)만 하는 것보다 몸에 훨씬 더 큰 상승효과가 있음을 이해하는 것이 중요하다. 그리고 고객의 보디와 얼굴에 부적응증이 있는지를 꼼꼼히 기록해 놓는 것도 잊지 말아야 한다. 관리자들은 보디 트리트먼트를 하는 것이 페이셜 트리트먼트만 하는 것보다 더 준비사항이 많음을 기억하고 관리실 환경 조성에 신경 써야 한다.

***** 관리자의 숙지사항**

① 보디 케어는 건강에 정말 중요하고 가치가 있다.
② 보디 케어 트리트먼트에는 시간, 돈, 그리고 에너지를 투자할 가치가 있다.
③ 보디 케어는 전문적인 스킨케어를 완벽하게 하기 위한 특별한 과정이다.
④ 다른 제품을 이용한 기초적인 트리트먼트와 하이드로테라피의 결합은 한 가지 방법의 케어보다 더 효과적이다.
⑤ 다양한 전문 제품과 승인이 안 된 제품의 차이를 알아야 한다.
⑥ 지속적인 트리트먼트를 받으면 고객은 피부와 기분이 좋아진다.
⑦ 비록 셀룰라이트 케어가 아니더라도 전체적인 프로그램의 적용으로 셀룰라이트의 형성을 방지할 수 있고 감소시키는데 도움을 줄 수 있다.
⑧ 보디케어를 받는 느낌은 누구보다도 최고의 대우와 최대의 만족을 느낄 수 있게 한다.

5.1 웨트룸

대부분의 웨트룸(wet room)은 천장에 타일이 깔려 있고 배수되는 바닥으로 되어 있다. 그 룸의 바닥이 빠른 배수를 위해 경사진 방법으로 설계되어야 한다. 천장에는 방수처리가 되어 있어야 한다. 만약 타일들을 바닥과 벽에 사용했다면 시멘트 접착제에는 방부제나 곰팡이 방지제가 함유되어 있다. 다시 말하면 그 룸은 하루 종일 젖은 상태로 있을 것에 대비하여 만들어져야 한다. 웨트룸은 대략 2.7~3.7m 정

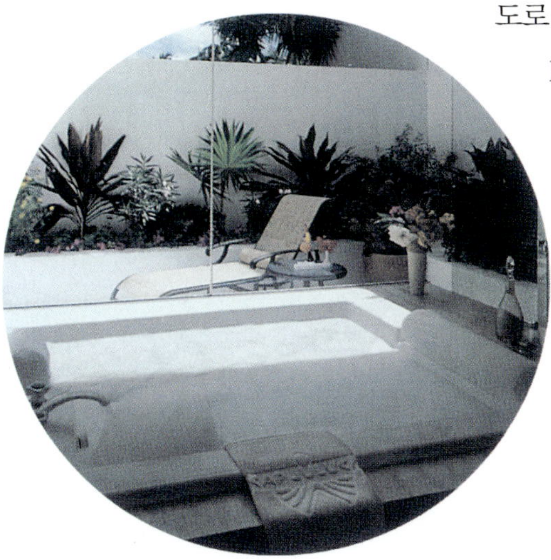

도로 설계된다. 욕조가 있는 웨트룸 내에 스카치 호스(scotch hose)를 내장할 계획이라면, 둘 다 충분히 하기 위한 룸 공간으로 3.0~4.3m 정도는 고려되어야 한다. 모든 웨트룸은 샤워시설과 샤워하는 고객을 위해서 손으로 쥘 수 있는 핸드 헬드 호스가 있어야 하고 대청소가 쉬워야 할 뿐만 아니라 벽 쪽에서 씻는 것과 바닥의 배수가 빨리 이루어져야 한다.

***** 웨트룸의 환경조성**

① 웨트룸은 각각의 고객이 사용할 때마다 청결하고 위생적이어야 하며 건조 상태로 있어야 한다.

② 해초나 머드는 타일에 때가 낄 수 있으므로 사용 후 즉시 타일들을 깨끗하게 닦아 내야 한다.

③ 바닥에 물이 고이지 않도록 배수관이 잘 되어 있어야 하고 약간 경사져 있어야 한다.

④ 유리컵과 유리그릇은 절대 웨트룸에서 사용하지 않는다.

5.2 관리실 환경 조성

1) 탈의실

고객이 제일 먼저 트리트먼트를 받기 위해 준비하는 장소이므로 깨끗하고 위생적이어야 한다. 고객이 처음 입실할 때의 조명은 약간 어두운 것으로 하되 탈의를 할 때는 조명을 약간 밝게 한다. 고객이 탈의를 마친 후에는 일회용 팬티나 수영복으로 갈아입고 그 위에 고객 가운을 입고 나올 수 있도록 안내를 하고 각 사물함의 열쇠는 고객가운에 넣어두도록 한다.

2) 샤워실(shower room)

고객은 탈의를 모두 마친 후 파우더룸에서 먼저 화장을 지운 후 샤워실로 갈 수도 있고 바로 탈의실에서 샤워실로 갈 수도 있으므로 클렌징 제품들을 각각 샤워실과 파우더 룸에 비치하도록 한다. 고객이 샤워를 마친 후에 본격적으로 월풀이나 사우나, 하이드로테라피, 비시샤워 또는 마사지 룸 등 고객이 선택한 룸으로 가게 한 후 트리트먼트를 시작한다.

3) 월풀(whirlpool)

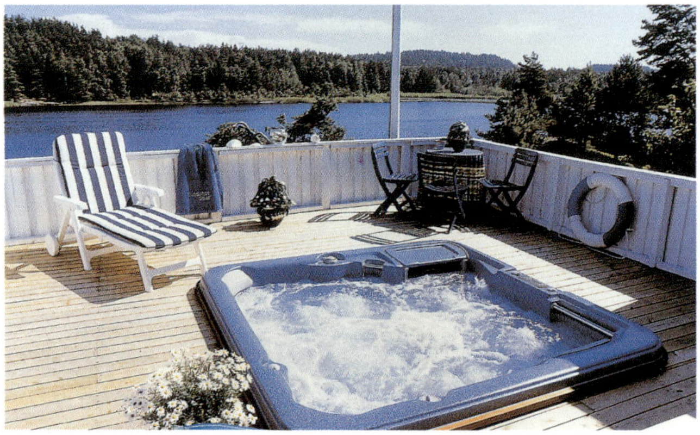

대부분의 월풀은 하루 종일 젖어 있기 때문에 천장에 타일이 깔려 있고 바닥에도 배수가 잘 되도록 구축되어 있어야 한다. 이와 함께 바닥도 미끄럽지 않아야 한다. 천장에 타일을 까는 것은 가능하지만 가급적 타일은 미끄러지기 쉬우므로 바닥제재는 미끄럽지 않은 것을 선택한다.

월풀은 가족이나 친구 또는 연인이 함께 들어가서 받을 수 있는 장소이므로 주위의 경관은 자연적인 이미지를 살릴 수 있는 공간으로 선택하는 것도 좋다. 월풀을 즐기면서 자연 속에 있는 느낌을 받을 수 있는 공간이면 더없이 좋을 것이다. 그리고 계절마다 기온의 차이가 심하므로 여름철에 덥지 않도록 하고 겨울철에는 춥지 않도록 자체 시절이 잘 갖추어져 있어야 한다. 그리고 이곳은 청결이 더 요구되는 곳이기도 하다. 물의 순환을 돕기 위해 욕조 아래에서 계속적으로 물을 바꿔 줄 수 있는 시스템이 갖추어져 있어야 한다. 또한 월풀 장소가 넓다면 나오면서 간단하게 샤워할 수 있는 샤워실을 갖추는 것도 좋다.

4) 사우나(sauna)

사우나를 이용하려는 고객들은 건강상의 문제가 없는지를 꼭 체크하도록 한다. 사우나의 종류로는 크게 건식사우나와 습식사우나가 있다. 사우나에 첨가하는 재료

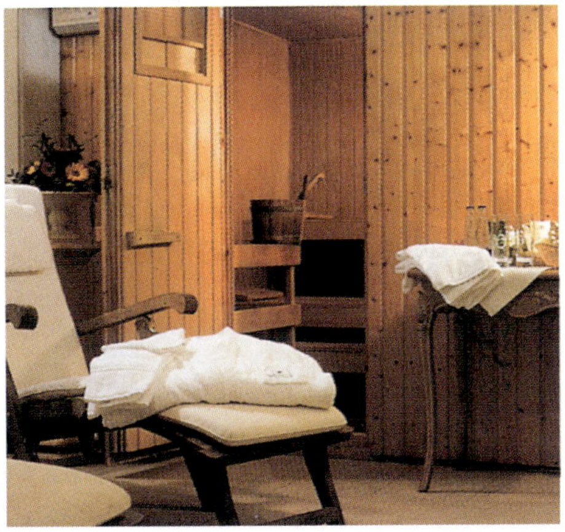

로는 숯이나 약초 등의 한방재료로 효과를 볼 수 있게 한다. 습식과 건식 사우나 모두 청소가 용이해야 하고 떨어져 깨지는 유리 제품은 사용하지 말아야 한다. 사우나 안에서 스위치 조절이 가능해야 하며 음악이 들리도록 되어 있어야 한다. 건식 사우나는 80℃가 넘는 온도로 유지되는 건조한 룸을 말하는데 사우나는 핀란드에서 유래되었으며 열기와 냉기를 동시에 이용하는 방식(크나이프 방식과 유사)으로 차가운 호수에 뛰어들거나 눈 속에 몸을 묻기도 한다. 습도가 높은 열을 잘 견디지 못하는 사람들은 짧은 간격으로 사우나를 이용하면 훨씬 편하다. 가장 이상적인 사우나 이용방법은 사우나로 순환을 촉진시키고 땀을 낸 후, 냉각시키는 것이다. 그러나 이러한 방식이 익숙하지 않은 사람의 경우에는 주의를 기울여야 한다. 그런 경우에는 사우나에 5분 정도 앉아 있다가 천천히 몇 분 동안 열을 식히는 것이 좋다. 사우나에서 견딜 수 있는 시간이나 사우나 후에 식힐 수 있는 온도는 가감할 수 있다. 사우나 안에서 잘 버티지 못하는 사람들은 습식 열요법을 생각하는 것도 좋다. 천식 환자들은 사우나보다는 욕조 안을 이용하는 것이 더 바람직하다.

***** 사우나 적용시 주의사항**

① 혈압이 높은 고객은 삼가도록 한다.

② 임신중인 고객은 삼가도록 한다.

③ 심장병이나 다른 기타 중증의 병이 있는 고객은 삼가도록 한다.

④ 민감한 피부의 고객은 삼가도록 한다.

5) 하이드로테라피(hydrotherapy)

하이드로테라피는 다양한 정도의 수압을 이용하여 인체의 순환을 도와주는 프로그램으로 하이드로테라피 장비 내에 칼라테라피나 스팀 또는 비시샤워의 기능까지도 수행할 수 있는 장비이다. 물의 세기에 의해 고객이 받는 느낌이 다를 수 있고 욕조 안에 첨가하는 내용물에 의해 효과나 새로운 느낌을 받을 수 있을 것이다. 하이드로테라피를 받을 때 가장 보편적인 첨가물은 아로마 에센셜 오일이다. 각각의 알맞은 아로마 에센셜 오일을 첨가하여 적용할 수 있다.

- **릴렉싱을 원할 때:** 라벤더, 일랑일랑, 멜리사
- **스트레스 완화:** 라벤더, 카모마일, 일랑일랑
- **근육피로 완화:** 파인, 로즈마리, 주니퍼
- **에너지 보강:** 라벤더, 로즈마리, 타임
- **혈액 순환 촉진:** 그레이프프루트, 레몬, 제라늄
- **셀룰라이트 완화:** 펜넬, 로즈마리, 라벤더

하이드로테라피는 20분 정도 소요되는데 룸 안의 조명은 너무 밝지 않도록 하며 물의 컬러를 보며 몸이 릴렉스하게 풀어질 수 있도록 한다.

음악은 조용하게 분위기에 맞는 종류를 선택하여 고객이 충분히 쉴 수 있도록 보조역할을 해야 한다. 하이드로테라피를 마친 후 고객이 나올 때는 약간의 현기증이 날 수도 있으므로 주의를 요한다.

6) 비시 샤워(Vichy shower)

프랑스의 온천지인 비시 지방에서 행해지고 있는 통증 관리 샤워 요법이라고 흔히 말한다. 이는 마사지 베드 위에 매달린 5~7개 정도의 샤워 헤드를 이용하여 베드 위에 누워 있는 고객의 보디에 자극을 주며 물을 뿌리는 방법이다. 주로 보디 스크럽을 이용하여 관리가 들어가거나 거품을 이용하여 관리를 하게 된다. 이와 비슷한 예로 스카치 호스(scotch hose)가 있는데 이는 스위스 샤워로 비시 샤워와 비슷하게 적용된다. 주의사항으로는 고객이 한번 사용한 후에는 물기가 없도록 해야 하며 겨울철에는 바닥이 차가울 수 있으므로 따뜻함을 유지시켜야 한다. 스크럽이나 거품 목욕을 관리자가 직접 고객에게 시행해야 하는 경우이므로 관리자의 유니폼은 물에 젖지 않는 복장이어야 한다.

비시 샤워를 받을 때는 일회용 팬티나 완전 탈의를 한 경우이므로 고객에게 불쾌감이 들지 않도록 주의를 요하도록 한다. 비시 샤워의 룸의 조명은 밝기를 조절할 수 있는 것으로 선택한다. 가급적 비시 샤워를 이용하고 있을 때는 약간의 어두운 조명을 사용할 필요가 있다.

방수가 되는 플라스틱 테이블 종류나 메탈 사용이 가능한 특수한 웨트룸 테이블

을 사용해야 한다. 풀장 안에서 사용할 수 있는 매트리스 형태의 플라스틱 테이블을 사용한다. 물없이 시행되는 마사지의 경우라면, 그 베드는 드라이 룸처럼 세팅될 수 있다.

타월 하나는 매트리스 형태의 머리 받침대 부위를 덮거나 약간 올리기 위해 고객의 머리 위에 안전하게 말아줘야 한다. 다른 타월은 등 위에 올려놓고 무릎위에도 올려놓는다. 만약 같은 방안에서 웨트 트리트먼트를 받는다면 고객은 침대를 다시 준비하는 동안 의자에 앉아서 기다릴 수 있다. 베드가 젖지 않아야 할 때는 새 시트와 타월이 구비되어야 한다. 받침대는 머리 등 무릎 위에 위치해야 한다. 고객이 비시 샤워를 이용하여 베드에서 내려올 때는 관리자가 재빨리 타월로 몸을 감싸주고 고객가운을 입도록 도와준다. 마른 타월은 항상 고객이 밟을 수 있는 목욕 매트처럼 바닥 위에 놓여 있어야 한다.

7) 마사지 룸(massage room)

마사지 룸은 종류별로 마사지가 행해질 수 있는 트리트먼트 룸이다.

이곳은 제품을 씻을 수 있는 시설이 가까이 있거나 샤워실이 바로 붙어 있는 것이 좋다. 그러나 그 룸 자체에 고객의 분위기를 진정시켜 줄 수 있는 방음장치가 되어 있으면 훨씬 좋다.

트리트먼트 볼을 씻기 위해 밖으로 나가거나 준비하기 위해 나가지 않도록 싱크대가 룸 안에 있는 것이 좋다. 만약 싱크대가 불가능하다면 가장 가까운 곳에 물이 있어야 한다.

고객이 손을 씻을 수도 있도록 방에 싱크대를 설치하는 것이 좋다. 싱크대는 고객이 사용할 때 청결하고 위생적이며 건조되어 있어야 한다. 바닥은 타일보다 카펫을 까는 것이 좀 더 좋으나 트리트먼트 한 후에는 반드시 진공청소기를 사용해야 한다.

룸의 분위기는 중요하다. 그 룸은 깨끗하고 위생적이고 물기가 없어야 한다. 시트와 타월은 오물이나 잡티 없이 깨끗하고 청결해야 한다. 오일 때나 역겨운 냄새를 제거하기 위해 이용할 수 있는 곳이 있어야 한다.

침대는 고객에게 새 것처럼 보이게 청결히 세팅되어 있어야 한다. 이런 이미지를 유지하려면 낡은 시트나 타월은 교체해야 한다. 모든 도구의 표면은 고객이 보기에 깨끗하고 오염되어 있지 않아야 한다.

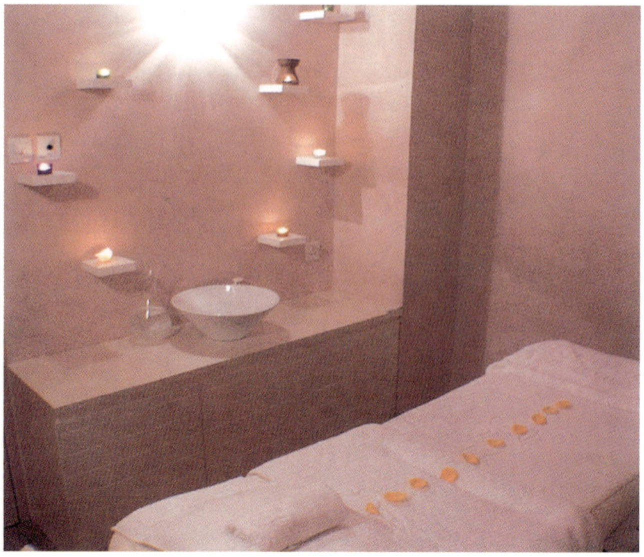

오일과 다른 제품의 용기 또한 깨끗하고 보기에 좋아야 한다. 또한 모든 제품들은 잘 디스플레이되어 있어야 하며 이것은 직접적으로 판매에 연결이 되고 잘 된 디스플레이는 서비스와 제품의 구매 모두에 도움이 된다.

룸 색깔, 빛, 밝기, 분위기는 고객들을 릴렉스시켜 줄 수 있도록 준비되어야 한다. 핑크 벽은 여자에게 좋고 남자에게는 브라운이 좋다. 그러나 남자와 여자가 함께 트리트먼트 받는 룸은 짙은 회갈색, 베이지, 회색이 더 좋을 수 있다.

불빛은 상담과 트리트먼트하는 시간 동안 조정하기 위해 스위치 조광기로 조절되어야 한다. 옷이나 유니폼은 깔끔해야 하고 깨끗하게 세탁해서 입는다. 때때로 하이드로테라피 장비에서 물이 튀어 옷을 하루에 여러 번 갈아입어야 할 경우가 있다. 더럽고 오물이 묻는 옷은 서비스에 치명적이다. 큰 옷은 적당하지 않다. 유니폼을 무엇으로 결정하던지 간에 전문적으로 보여야 한다.

관리자들은 시계를 보면서 프로그램을 진행하는 것이 좋으며, 음악은 룸에서 가장 중요하다. 카운터 위에 음반 등을 박스에 채우는 것보다 스피커 시스템으로 하는 것이 더 낫다. 만약 이것이 가능하지 않다면 음반은 박스 안에 넣고 박스를 깨끗하게 한다.

(1) 베드(bed)

고객에게 깨끗한 타월을 주어야 하고 트리트먼트를 받기 위해 침대까지 안내를 하고 엎드려 있게 한다. 베드는 고객이 춥지 않도록 따뜻하게 데워져 있어야 한다.

베드 세팅은 트리트먼트의 종류에 따라 다르다. 베드를 따뜻하고 편안하게 해야 할 때가 있고 드라이룸과 웨트룸에 따라 다르게 세팅을 해야 한다. 그리고 시트나 타월, 담요, 랩핑을 위해서는 비닐랩을 사용할건지 Mylar foil(폴리에스테롤용 호일)을 사용할 것인지에 따라 다르다. 경우에 따라서 거즈, 모슬린(투박한 옷감), 린넨 시트가 고객을 덮을 때나 랩핑을 위한 트리트먼트로 사용된다.

트리트먼트 준비사항으로 베드는 가벼운 담요, 시트, 목욕 타월이 따뜻한 전기 베드위에 준비되어야 한다. 베드 온도는 여름철에는 상관없지만 겨울철에는 중요하다. 만약 룸 안의 공기가 약간 차다면 베드 온도를 따뜻하게 해서 고객이 트리트먼트를 받는 동안 춥지 않도록 해야 한다. 일반적으로 베드에 전기장판을 까는 경우가 대부분이지만 가급적 열선이 깔려 있는 베드를 이용하는 것이 좋다. 여름철에도 비 오는 날씨나 습기 있는 날에는 한번 씩 온도를 올려주는 것이 좋다.

(2) Room 조명

스파 프로그램을 받고 마지막으로 마사지 룸으로 향할 때 피로가 몰려 올 수 있다. 몸이 지나치게 릴렉스 된 상태라면 마사지 룸에서 고객은 바로 수면을 취하게 될 것이다. 처음 마사지 룸으로 들어갈 때 아늑한 느낌이 들도록 룸의 분위기를 만든다. 너무 어두우면 고객들은 싫어할 수 있고 폐쇄 공포증을 느끼는 고객들도 있을 수 있으니 조명은 너무 어둡지 않도록 적당한 조명을 선택한다. 또한 트리트먼트를 마친 후에는 조명의 밝기를 가장 세게 해서 트리트먼트의 종료를 알릴 수 있도록 조명을 조절할 수 있도록 해야 한다.

5.2 트리트먼트 타입

1) 제품이용

(1) 클레이(clay)

클레이와 머드에 관하여 제대로 이해하기 위해서 알아야 할 중요한 단어는 '콜로이드(colloid)' 이다. 콜로이드는 물질의 분산 상태로 미립자가 흩어져 있는 상태를 나타내는 것으로 부유나 용해 상태에서 광선을 분산시키지 않는다. 이것은 클레이가 물이나 다른 유동물질과 섞인 용액에서 쉽게 떠다니는 것을 의미하는 것으로 미세하게 갈아낸 클레이가 화장품 및 다른 산업들에서 잘 이용되는 이유이다. 그러므로 클레이는 콜로이드 물질로 분류될 수 있다.

클레이는 여러 종류의 토양에서 채취할 수 있으며 해양 퇴적물에서도 찾아볼 수 있다. 일반적인 법칙에 따르면 해양 성분 클레이는 토양에서 채취한것보다 훨씬 더 많은 미네랄을 함유하고 있다. 대략 8 종류의 클레이가 있다. 알로페인(allophane), 카올리나이트(kaolinite), 할로이사이트(halloysite), 스멕타이트(smectite), 클로라이트(chlorite), 질석(vermiculite), 세피오라이트(sepiolite), 애타풀자이트(attapulgite), 폴리고스카이트(polygorskite) 등과 혼합된 형태가 있다.

① 클레이의 일반적 특성

일반적으로 클레이는 특이한 속성을 가지고 있다. 클레이의 범위는 함유한 광물 입자의 형태와 구조에 따라서 분류된다. 보통 클레이는 양성 혹은 음성 이온 교환에 강한 친화력을 갖고 있다. 클레이는 온도, 특히 열에 쉽게 반응하여 열을 잘 내리는 효과가 있어 마스크 관리나 화장품에서 매우 중요한 역할을 한다. 다른 성분들과 잘 결합하거나 대체하는 이러한 유기화합물의 이온 작용에 따라, 클레이는 오일을 흡착하는 자연적인 능력이 있다. 따라서 오일을 흡수하기 위해 만들어지는 화장품에 이용된다. 몇몇 클레이의 광물은 다른 유기물들의 촉매 역할을 하기도 하며 그 반응으로 색이 변하기도 한다.

클레이와 물은 매우 잘 섞이며 모래가 섞이지 않는 한 입자가 없는 부유물을 형성한다. 그래서 클레이의 고운 입자는 마스크를 위한 훌륭한 유화제가 된다. 또한 부드러운 촉감 때문에 클레이를 물과 함께 섞어 건강을 위해 마시기도 한다. 히말라야의 훈자족은 그들이 장수를 하는 이유가 클레이를 마시기 때문이라고 주장한다. 그린 클레이 1/2티스푼과 한 컵 반 정도의 물을 섞어 마시면 혈액순환이 촉진되는 효과가 있으나 고혈압 환자에게는 주의를 요한다.

많은 클레이들이 알루미늄 광석을 함유하고 있어 알루미늄 추출이 가능하다. 일반적으로 클레이는 실리카(규토), 알루미나(반토), 이온, 물, 알칼리와 미량 무기질들로 구성된다. 함유된 미네랄로는 칼슘, 마그네슘, 나트륨, 칼륨 등이 있다. 어떤 것들은 석영, 운모, 장석, 산화철 등을 함유하기도 한다.

② 화장품에 이용되는 클레이

a. 카올린(고령토)

토양에서 얻어지며, 육면으로 쪼개지는 결정체이다. 보통 흰색이고 미세한 입자를 가진 클레이이다. 카올리나이트는 마스크에 사용되며 딥클렌징, 토닝, 타이트닝을 위한 다른 화장품에도 사용된다. 전체적으로 미네랄라이징 효과가 있으며 다른 산업들에서 카올리나이트는 가솔린, 자기, 백색 도자기, 잉크와 유기 플라스틱 등에 사용된다.

b. 일라이트/ 클로라이트(녹니석)

두 클레이의 구성은 유사하며 토양에서 얻어지고 주로 해양 침전물에서 얻어진다. 일라이트는 칼륨에 카올리나이트가 더해질 때 생기고 클로라이트는 마그네슘이 더해질 때 형성된다. 이는 해양 토질들에서 일반적으로 발생한다. 일라이트와 클로라이트를 함유한 토질은 높은 이온교환 능력과 토양 안에 식물 영양분을 잡아두는 능력 때문에 농업에 많이 사용된다. 이 클레이들은 화장품에도 사용되며 일라이트는 벽돌, 타일, 석기, 광택제 등에도 사용된다.

c. 스멕타이트

넓은 파상 모자이크 조각들로 구성되어 있고 초원, 재, 유기 토양에서 발견되나 주로 화산재에서 발견된다. 벤토나이트는 대부분이 스멕타이트 클레이로 구성되어 있으며 화장품 재료로 매우 중요하다. 벤토나이트에는 두 종류가 있다. 그 중 소디듐 벤토나이트는 물을 흡수하면 부풀기 때문에 이 타입은 댐을 막는 데 쓰이며 세라믹, 에멀션, 비누, 약, 제약, 페인트 등에도 사용된다. 칼슘 벤토나이트는 아주 고운 입자로 부서지며 흡수제(지성 피부 마스크에 탁월)로 쓰이는 부풀지 않는 클레이이다.

스멕타이트 혼합물의 또 다른 타입은 'MAS' 라는 화장품 용어로 알려진 규산마그네슘알루미늄이다. 이 혼합은 화장품에서 매우 다양하게 쓰이고 있다. MAS는 수분과 오일 흡수에 관여해 에멀션이 가라앉는 것을 막아주고 온도나 미생물에 의한 영향을 받지 않기 때문에 제품을 오래 보존할 수 있도록 도와준다.

거의 모든 종류의 클레이들은 토질에 많은 미네랄을 함유하고 있는 온천 지대나 간헐천 지대에서 얻어진다. 온천 지역의 클레이들은 유럽에서 기원된 용어인 팡고(fango) 머드로 가끔 불리기도 한다. 팡고(fango) 머드는 화산재와 황으로 진정과 치료 효과가 크다.

오스트리아의 무어 머드나 캐나다의 태평양 안에 있는 석호의 빙하 클레이 등은 미네랄을 월등히 많이 함유하고 있다.

③ 클레이 미네랄과 인체

a. 칼슘

칼슘은 인체의 뼈와 치아를 강화하여 흡수를 높이고 혈관 투과성을 조절하는 데에도 도움을 준다.

b. 마그네슘

마그네슘은 혈압을 조절하고 낮추며 신진대사와 칼슘활용에 있어 중요한 역할을 한다. 또한 두통을 개선할 수 있다.

c. 칼륨

칼륨은 전해질 균형을 돕고 근육 경련을 방지하는 역할을 한다. 또한 단백질, 탄수화물, 지방으로부터 에너지를 방출한다. 칼슘, 마그네슘, 칼륨 등은 수분을 조절하는 역할을 한다.

d. 미량 무기질

셀레늄은 항산화제이며 비타민 E와 상호작용을 한다. 요오드는 갑상선의 균형을 맞춰주고 염소는 체액의 균형을 도우며 철은 혈액세포가 산소를 운반하고 사용하게 한다. 아연은 모든 세포 성장을 위해 필요하다.

미네랄은 인체의 면역 체계를 유지하고 강화하는데 많은 도움을 준다. 미네랄과 미량 미네랄은 인체에서의 비타민 활용을 위한 촉매제 역할을 한다. 피부에서의 수분 보유 균형을 지켜주는 데도 관여한다.

④ 클레이의 색상

화장품에서 가장 많이 사용되는 색상은 그린, 레드, 옐로, 화이트 등이다. 화이트는 카올리나이트(고령토)이며 데오도란트나 마스크에 사용된다. 활성 작용이 강한 그린은 스멕타이트/클로라이트 또는 일라이트의 혼합이다. 해양 침전물에서 많이 얻어지며 음료, 마스크, 습포제에 사용된다. 레드나 로즈 클레이 또한 스멕타이트 혼합물로서 주로 딥클렌징, 마스크, 팩에 사용되며 거친 피부를 부드럽게 한다. 옐로 클레이는 로즈 클레이와 유사한 특성을 보인다.

⑤ 클레이를 이용할 때의 주의사항

- 미네랄이 빠져 나갈 수 있으므로 금속 용기에 클레이를 섞거나 저장하지 않는다.
- 클레이를 과도하게 섞는 것은 부드러운 구성과 투과성에 영향을 미칠 수도 있다.
- 클레이를 데울 때는 전자레인지를 사용하지 말고 중탕을 하는 것이 좋은데 한 번 데운 것은 다시 사용하지 않는다.
- 비시 샤워시 이용하는 것이 이상적이다.
- 제품의 세부 사용 방법은 확인하고 사용한다.

(2) 머드(mud)

머드는 수세기 동안 피부 유연화, 신진대사 촉진, 릴렉싱 작용을 위한 치료 및 미적 효과를 위해 사용되어 왔다. 몇몇 경우에 해양 머드는 해초를 사용했을 때와 유사한 결과를 보인다. 머드는 큰 이온교환 능력으로 매우 활성적인 경향을 띠고 있다. 이 때문에 머드는 많은 산업에서 사용된다. 머드는 사람의 몸에 치료 효과가 있는 것으로 여겨지는 미네랄을 다량 함유하고 있다. 그러나 미네랄 효과가 유사할 수 있으나 느낌, 촉감, 기운은 다르다. 미네랄들은 뼈, 혈압, 투과성에 영향을 미치며 수분 조절의 역할도 수행한다. 따라서 피부와 인체의 건강에 매우 중요한 역할을 하는 것이다.

세계의 스파에서 머드 트리트먼트는 머드의 효과 때문에 해초 트리트먼트보다 더 많이 이용되고 있다. 해초와 머드 트리트먼트의 두 가지 모두를 제공하는 것이 효과적인데 이 두 가지 트리트먼트의 조합은 에스테틱 살롱의 트리트먼트 수준을 한층 높일 수 있다.

전신 머드 트리트먼트의 목표는 고객과 사용제품에 따라 달라진다. 일반적으로 머드 트리트먼트는 혈액순환을 촉진, 피부 노폐물을 흡착하고 피부를 유연하게 하며 피부표면의 보습 상태를 개선한다. 각질 제거가 되었을 때 머드의 효과는 더욱 강화된다. 일주일에 한 번씩 3~6주 정도 트리트먼트를 하는 것이 좋다.

*** 참고

전신 머드 트리트먼트는 샤워가 가능하지 않으면 어렵고 시간이 많이 소요될 수 있다. 전신 머드 트리트먼트를 위한 가장 이상적인 곳은 비시 샤워 룸이다. 만약 웨트룸을 사용하면 전기 베드 워머와 담요는 사용을 할 수 없다. 웨트룸에 적합한 폼 매트리스를 쓴다면 시트로 덮어 써야 한다. 비시 샤워를 이용하면 관리자는 트리트먼트 동안에 젖을 확률이 많기 때문에 옷을 적절하게 갖춰 입어야 한다.

① 시술 과정

a. 고객이 샤워 후에 테이블에 누우면 즉시 시트를 덮어주어야 한다(만약 건식 룸에서 베드 워머를 사용한다면, 고객이 도착하기 전에 켜놓아야 한다). 샤워가 가능하지 않다면 보디를 세정하기 위해 살균제나 클렌저를 사용한다. 젖은 테이블 위에서 관리를 한다면 목욕 시트나 타월이 잘 덮여 있는지 확인한다.

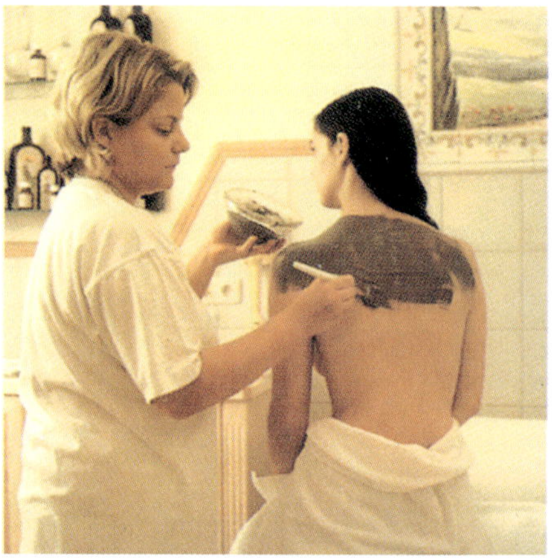

b. 건조된 전신에 혈액순환을 촉진시키기 위해서 약 10분 동안 앞뒤로 드라이 브러싱을 해준다. 단, 민감한 부위는 피한다. 이것은 트리트먼트의 시작이기 때문에 브러시, 미트나 마사지 장갑을 이용하여 부드럽지만 빠르게 움직인다.

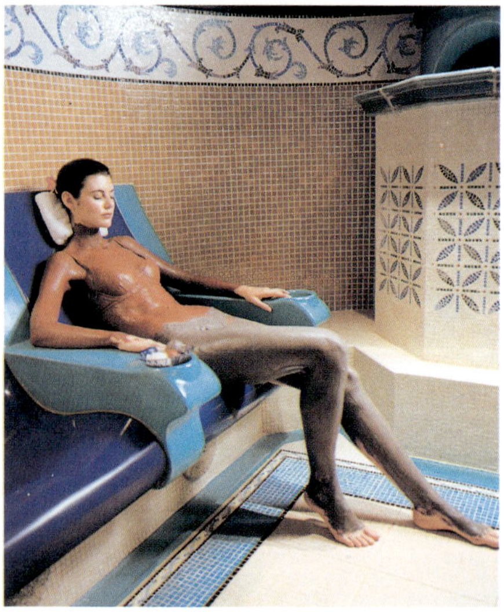

c. 각질 제거 단계가 들어가면 드라이 브러싱 단계는 생략해도 되며 고객이 각질제거 된 부분을 샤워해도 되고, 관리자가 닦아주어도 된다. 이 단계가 끝나면 비닐랩으로 제거하고 그 밑에 다른 비닐랩을 깔아 놓는다.

d. 트리트먼트 목적에 따라 에센셜 오일, 트리트먼트 앰플, 세럼 등을 적용하고 10분 정도 마사지한다. 마사지한 후 고객을 시트로 덮어주고 머드 마스크를 준비되는 하는 동안 제품이 흡수되도록 그냥 둔다.

e. 머드의 적용 온도는 보통 최대 43.3℃에서 48.9℃까지이다. 머드의 온도는 고객에게 편안함을 주어야 하므로 중탕기에 데우며 전자레인지는 사용을 금한다. 머드를 적용할 때는 한 손만 이용하며 고른 두께로 적용한다. 한쪽 다리와 고객을 모로 눕게 해서 한쪽 보디에 머드를 적용한다.

f. 사용하지 않은 손으로 비닐랩을 덮고 다른 한 쪽도 머드를 발라주고 비닐랩으로 랩핑을 한다. 트리트먼트의 목적과 고객에 따라 배, 가슴, 젖가슴(유두 제외), 목 부분에 머드를 적용할 수 있다. 만약 고객이 부끄러워하고 편안해하지 않는다면 몸의 전면은 제외하고 데콜테 부분만 할 수도 있다. 몸 전체를 랩핑한 후 시트를 접어서 몸 전체를 덮어준다. 랩핑 상태에서 약 15~25분 동안 고객을 쉬게 한다.

g. 만약 비시 샤워기가 설치되어 있다면 시트를 열고 약 10분 동안 몸의 전면에 따뜻한 물이 나오게 하고 후면도 10분 정도 적용한다. 여분의 마스크를 빨리 제거하기 위해서 고객을 일으켜 세울 필요가 있다. 만약 비시 샤워가 가능하지 않다면 핫 타월로 고객을 닦아주어야 한다. 마스크가 마르면 제거하기가 더 어려워지고 시간이 많이 소요되기 때문에 건조하게 두지 않는다. 마스크를 바른 후 즉시 랩을 적용하여 15분을 두어야 한다.

h. 깨끗하게 건조된 목욕 시트를 침대에 깔고 고객이 돌아눕게 한다. 고객을 새 목욕 시트로 덮어 준다. 마무리 보디 로션이나 보디 크림을 몸 전체에 발라준 후 파우더로 마무리한다. 고객이 쉬는 동안 물이나 주스를 대접하고 앞으로의 트리트먼트 계획이나 홈 케어 프로그램에 대해 설명한다.

② 금기사항

a. 고혈압이 있는 사람
b. 임신 중인 사람
c. 진행 중인 질병이 있는 사람
d. 클레이나 해양 머드의 요오드에 알레르기가 있는 사람
e. 건강에 문제가 있는 사람

(3) 시위드(seaweed)

대개 전신 해초 관리로 마스크 등을 한다면 순환 촉진과 독소 제거, 피부 유연화 그리고 웰빙의 느낌을 전달하는 것이 목표이다. 각질제거나 첨가물 등이 피부를 더 부드럽게 할 수 있다. 트리트먼트의 빈도가 효과에 영향을 미치며 주 1회 관리로 4주에서 6주 관리가 이상적이다.

(4) 알개(Algae)

사람이 숨을 쉬는 데 필요한 산소의 많은 부분이 바다의 알개에서 발생한다. 바닷물에는 30~60종류의 매우 유익한 미네랄 원소들을 함유하고 있다. 사람 혈액의 플라스마와 바닷물의 플라스마는 유사하여 바닷물은 스파 트리트먼트에서 매우 뛰어난 가치를 가지고 있다. 알개는 바닷물이나 담수, 물표면, 나무나 바위에서 보통 자라는 식물을 말한다. 알개는 풀이 아니지만 지구상 그 어떤 식물군보다 광범위한 지역에 분포한다. 약 25,000종류가 있으며 크기는 엄지손톱의 20만 분의 1에 해당하는 작은 것에서부터 60m나 되는 것까지 다양하다. 화장품에 가장 많이 쓰이는 켈프와 다른 산업에서 쓰이는 큰 브라운 알개는 30m까지 자란다. 대부분의 알개는 사람들에게 이롭지만 어떤 것들은 독이 있는 오일 성분의 물질을 배출하기도 한다. 이런 것들은 물에서 습지대 냄새가 나게 하기도 하고 독성으로 담수와 동물에게 해를 입힐 수도 있다. 태양광선은 에너지를 공급하고 클로로필에 의해 알개는 그 에너지를 흡수한다. 원소들이 없으면 식물들은 살 수 없고, 특히 알개는 증류수에서는 살 수가 없다. 물 아래에 있는 알개의 성장을 위한 필수 요소는 적당한 빛과 온도, 이산화탄소, 산소, 미네랄 솔트이다. 어떤 알개들은 적당한 환경 하에서 하루에 15m까지 성장을 한다. 종에 따라서 어떤 것들은 빛이 많을 때 더 잘 자라고 어떤 것들은 빛이 적은 곳에서 더 잘 자란다.

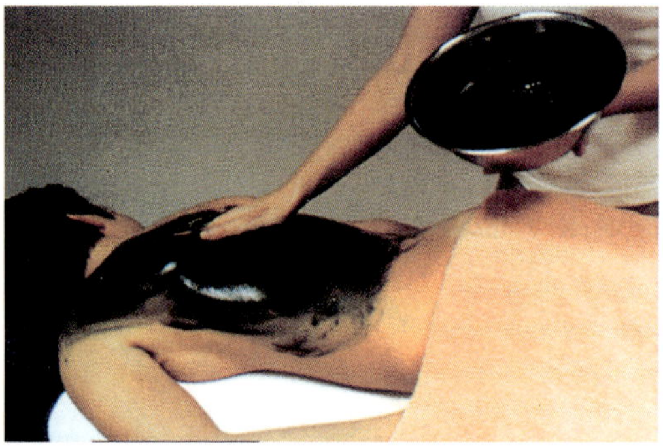

클로로필은 광합성 작용에 있어서 필수적이며 알개에는 클로로필이 풍부하다. 알개는 보통 색깔에 의해 분류된다.

다음은 알개를 구성하는 기본적인 4가지의 색소이다. 알개의 특정한 색깔은 음식이나 화장품의 자연적인 색을 내는 데 사용된다.

위치, 물의 온도, 태양 광선의 노출이 알개가 자라는 데 있어서 중요한 조건들이다. 색깔과 더불어 알개는 특정 지역에 따라 분류되기도 한다.

***** 알개의 4가지 구분**

1. 클로로피타 : 그린
2. 시아노피타 : 블루-그린
3. 파에오피타 : 브라운
4. 로도피타 : 레드

〈참고: 알개 그룹의 다른 것에는 규조, 차축조 등이 있다.〉

알개의 경제적 가치와 중요성은 과소평가될 수 없다. 어떤 해초들은 놀랍도록 빠른 속도로 자라서 엄청난 재생 자원이 될 수 있다. 중국인, 일본인, 하와이인들은 수백 년 동안 다양한 해초들을 음식으로 사용해왔고 일본인들은 100가지도 넘는 해초들을 먹으며 양식도 한다. 이제는 미국, 러시아, 호주와 다른 나라들에서도 해초 원료를 생산한다.

브라운과 레드 알개는 보통 화장품과 식품 산업에서 이용된다. 블루-그린 알개는 가장 오랜 역사를 가졌는데 그린 알개는 높은 클로로필의 함유로 가장 풍부한 색깔을 제공한다. 화장품과 보디 트리트먼트에 있어서 미네랄 함유, 느낌, 미적 기준에 따라 다양하게 조합될 수 있다.

해초에는 비타민 A와 E가 풍부하며 요오드 같은 무기 염류가 풍부하다.

a. 녹조류 그린

녹조류는 피부의 탄력, 순환 촉진, 보습 강화, 세포 재생 등에 효과가 있다. 담수와 해수에서 가장 광범위하게 분포하는 것으로 알려졌다. 지의류는 그린 알개를 함유한다.

- **파래 속** : 김, 야채로 먹는다.
- **우산말** : 피부의 탄력을 증진시킨다.
- **할리메다** : 석회화를 돕는다.

b. 청 녹조류 블루-그린

청 녹조류는 신진대사를 촉진하는 비타민 A, B, C, D, E를 풍부하게 함유하고 있다. 청 녹조류는 젤라틴질의 특성을 갖고 있으며 지방산 합성을 할 수 있다. 또한 클로로필 A를 많이 함유하고 있다. 청 녹조류는 온천 지역에서 잘 자라며 논에서도 잘 자라는데 벼의 성장을 위한 촉매제로도 쓸 수 있다.

- **스피룰리나** : 미네랄함량이 매우 높으며 식품 보조제와 화장품에 쓰인다.

c. 갈조류 브라운

갈조류는 신진 대사 촉진에 강하며 열 과정을 촉진하고 세포 교환을 돕는다. 또한 독소의 배출을 원활히 한다. 식품, 화장품 산업에서 주로 이용되며 높은 칼륨과 요오드 함유로 다른 산업에서도 이용된다. 라미나리아(다시마류), 마크로키스티스 속, 푸쿠스 속, 아스코필룸노도숨 등에서 생산되는 알긴과 알지네이트는 식품과 화장품, 치과 재료, 비료 등에 주로 사용된다.

- **라미나리아** : 다시마라고도 불리며 음식으로 많이 사용된다. 지혈제에도 사용된다.
- **마크로키스티스 속**: 가장 큰 다시마류로서 가장 빠른 속도로 자란다.
- **네레오키스티스** : 바다의 양배추라고 불린다.
- **펠라고피쿠스**
- **아스코필룸 노도숨**
- **푸쿠스** : 많은 요오드 함량으로 갑상선 기능 촉진시킨다.
- **사가숨** : 사가소 해에서 나며 모자반속, 아칸터스 속으로도 불린다. 수프나 간장을 농축하는 데 쓰이기도 한다.
- **클로렐라** : 비타민 B_{12}, 비오틴, 리보플라빈이 풍부하며 성장을 촉진시킨다.

***** 참고**

사가소 해는 타원형이며 북대서양 지대에 있다. 멕시코 만류가 서쪽으로 고리 모양을 형성한다. 이 지역의 바다는 150km에서 700km까지 도달한다. 작은 부레와 같은 것들로 인해 떠 있을 수가 있다. 갈조류의 숲과도 같다.

d. 홍조류

홍조류는 다른 종과 잘 섞여서 안정제, 필터, 윤활제 등의 역할을 한다. 요오드가 풍부하며 젤라틴 질이다. 78종 이상이며 주로 젤리에 사용된다. 맥주와 다른 술의 정화제로 쓰이며 완화제와 윤활제, 미생물 연구에서 배지로 쓰이는 한천을 만들어낸다. 한천은 생선 통조림의 보존에도 쓰이며 아이스크림 제조에서는 결정화를 방지하는 데도 쓰인다. 파래나 김은 비타민과 미네랄이 풍부한 음식이다.

e. 적조류

아일랜드 이끼라고 불리며 카라기닌은 만들어낸다. 화장품 에멀션에서 중요한 안정제이다.

- **산호말** : 생물학적 골질 이식에 쓰이는 석회질의 바닷말로서 적외선 필터로도 적합하다.
- **덜스** : 채소로 먹는다.

세라뮴, 리토탐늄, 코랄리나, 리토필룸은 석회로 덮이게 되면 산호초를 형성한다. 또한 규조와 함께 규조토를 형성한다.

에스테틱 분야에서는, 알개를 다양하게 혼합하여 제조사와 제품의 기능, 트리트먼트 방법에 따라 여러 용도로 사용한다. 용도는 다음과 같다.

- 미네랄은 신체의 신진대사와 순환의 촉진을 돕는다. 순환의 증가는 영양분 흡수를 쉽게 하고 독소와 노폐물 배출을 촉진한다.
- 미네랄의 다양한 특성에 따라 피부를 부드럽고 유연하게 하며 깨끗하게 하는 효과가 있다.

- 비타민 A, E, 셀레늄과 같은 미네랄 촉진제들은 항노화, 항산화제로서의 역할을 하여 피부 세포의 기능을 더 좋게 한다.
- 인체의 면역 기능 향상에 도움을 준다.
- 헤어 제품에서 알개는 유연, 보습제로 사용된다. 모발과 모근을 강화하여 탈모를 방지한다.
- 알개는 지방 세포의 화학적 결속을 파괴하여 지방 세포를 분해하며 림프 시스템 안에서 정체된 노폐물을 배출하게 한다. 미량 미네랄은 정상적 신진대사 활동을 위해 정성적 효소 작용을 위한 촉매제로서의 역할을 한다. 조류의 실리콘은 직접적으로 영양소 이용과 독소 배출에 작용한다.
- 알개에서 매우 중요한 미네랄인 아연은 모든 내분비계 호르몬에 있어서 필수적으로 촉매제 역할을 한다. 이러한 시스템은 피부에 작용하여 피부의 안정화를 위한 보조 역할을 한다. 여드름 관리 제품과 자외선 차단 제품에 사용된다. 아연은 과도한 피지 분비를 조절한다.
- 마그네슘과 칼슘은 인체 내 효소에 있어서 중요한 활성제의 역할을 한다. 마그네슘은 칼슘, 인, 나트륨의 신진대사를 원활히 하며 몸에 쉽게 흡수된다. 칼슘은 뼈의 구성요소이며 세포사이의 단백질 접합제이다. 또한 혈액의 삼투압 조절 작용을 하며 근육과 신경을 자극하기도 한다. 마그네슘은 클로로필의 중요한 구성 요소이다.
- 미량 미네랄은 단백질과 결합하며 쉽게 흡수된다. 피부에서는 보습 능력에 있어서 단백질만으로 볼 수 있는 효과보다 미량 미네랄과 결합했을 때의 효과가 월등하다.
- 미량 미네랄은 적당히 몸이 따뜻할 때 흡수가 잘 되기 때문에, 과도한 수분과 지질을 제거하는 데 도움을 주고 순환을 개선하여 독소배출 효과가 있다.

(5) 파라핀(paraffin)

파라핀은 피부 위를 차단하는 막을 형성하여 열을 발생시켜 땀이 나게 하고 피부에 적용된 오일이나 수분이 피부로 흡수되게 도와준다. 파라핀 관리는 전신, 손, 발 관리, 셀룰라이트 트리트먼트, 등 부위 바스트 트리트먼트 등에 사용할 수 있다. 그러나 두피 관리시에는 파라핀을 사용해서는 안 된다.

파라핀 관리는 겨울에 사용하기 좋다. 거즈를 뜨거운 파라핀에 담근 후 시술할 부위에 3개에서 6개의 층으로 적용한다. 시술 부위는 랩핑을 하거나 비닐랩을 덮어 두며 가능한 한 오랫동안 열을 유지하기 위하여 타월을 덮는다. 보통 파라핀은 10분에서 15분 동안 유지한다. 한 번 열을 잃고 나면 더 이상 효과가 없다. 파라 팡고는 팡고에 머드를 함유한 것으로 트리트먼트에 미네랄을 첨가한 것이다.

파라핀에 직접 손과 발을 담그는 것은 위생적이지 않다. 거즈를 감싸는 것이 가장 위생적인 방법이며 어떤 상황에서나 파라핀은 재사용할 수 없다. 파라핀은 매우 훌륭한 마스크이지만 모세혈관이 확장된 피부나 감염, 염증이 있는 피부 혹은 밀실 공포증이 있는 고객의 얼굴에는 사용하지 않는다.

(6) 콜드 트리트먼트(cold treatment)

파라핀과 유사한 방법으로 관리를 하는 마스크이지만 차갑게 관리를 하므로 피부가 민감한 고객에게 더욱 좋다. 열로 피부를 자극하지 않으면서도 뜨겁게 관리하는 것보다 차가운 관리로 더 잘 흡수되는 케어 제품이 있다. 여름철, 남성, 민감한 피부에 차가운 관리는 인기가 좋다. 같은 관리를 뜨겁게도 그리고 차갑게도 하는 것이 좋다. 차가운 마스크는 얼음물과 함께 섞어 쓰는 알긴산 파우더로 만들어진다. 마스크는 차갑게 되면 굳어서 고무와 같은 재질로 변하게 된다. 그 후 쿨링한 느낌이 없어지고 나면 더 이상 효과가 없기 때문에 제거해야 한다.

핫 & 콜드 마스크 트리트먼트는 다양한 방식으로 계절마다 시술할 수 있다. 파라핀 마스크를 하고 나서는 트리트먼트로 생기는 붉은 기 등을 진정시키기 위하여 콜드 마스크로 적용하여 피부를 식혀 준다. 두 가지 모두 침투가 잘되기 때문에 콜드 마스크는 파라핀 같은 뜨거운 마스크를 적용할 수 없는 부위에 사용할 수 있다.

국소 트리트먼트와 스페셜 트리트먼트는 데이 스파에 필수적인 요소이다. 스파 트리트먼트로 최대의 효과를 보기를 원한다면, 집에서도 적절한 트리트먼트와 제품을 사용해야 한다.

(7) 해초 트리트먼트

전 세계에 있는 스파와 테라피 센터들은 해초를 모든 물과 관련된 테라피와 함께 매우 광범위하게 사용한다. 해초는 피부를 부드럽게 하는 효과가 있는데 수욕법으로 사용할 때의 가장 큰 이점은 미네랄화 작용이다. 해초는 미세한 가루로 되어 물과 함께 섞게 되면 매우 흡수성이 높은 상태로 전환된다. 15~30분 동안 욕조에 누워 있으면 에너자이징 효과를 얻으며 신진대사가 촉진된다. 보통 해초 1~1/2컵은 약 1리터의 따뜻한 물과 잘 섞어 욕조에 물이 반쯤 찼을 때 목욕물에 해초를 첨가한다. 피부가 곧바로 부드러워지고 상쾌해지는 기분을 느끼게 된다. 신진대사의 개선은 개인차가 있으나 건강한 사람은 일주일에 한 번씩 수욕을 하면 좋은 효과를 볼 수 있다.

탈라소테라피는 오래되고 효과적인 트리트먼트이다. 이는 하이드로테라피의 풍부함과 해초의 장점을 이상적으로 결합한 것이다.

해초를 사용하는 것의 결과는 고객에게 빠른 효과를 느끼게 한다. 해초는 전신뿐만아니라 국소 부위에까지도 무수한 효과를 가지고 있으며 아주 오랫동안 사용되어 왔다. 과학적 연구 방법과 화장품 학이 발전함에 따라 인체에 대한 해초의 가치는 앞으로 더 활용될 것이다. 해초는 피부의 자연적 활력 요소이며 신진대사 트리트먼트의 중요한 요소이다.

2) 기기적용

(1) 스톤(stone)

① 스톤테라피의 정의(stone therapy)

퇴적작용과 화산작용을 통해 만들어진 다양한 크기의 현무암 돌을 재가공하여 다양한 천연 약초오일과 아로마를 함께 스파 트리트먼트시 활용한다. 스톤을 이용하는 요법은 고대의 치료요법 중 하나로 오래 전부터 사용되어 왔다.

② 스톤의 역사와 개념

a. 주술적 의미

오래 전부터 소원을 빌거나 건강을 빌 때 돌탑을 쌓으며 빌었다.

b. 고대의 치료법

따뜻한 돌 사용시 통증이 오래된 상태의 몸에 사용하면 세포의 활성과 혈액순환을 도와주며 스트레스를 완화하여 몸을 릴렉스한 상태로 만들어준다. 또한 차가운 돌은 확장된 혈관을 수축시키는 효과와 함께 염증을 완화시켜 피부의 붉고 민감한 증상을 완화하는 치료효과를 제공한다.

③ 스톤의 종류

a. 핫스톤(hot stone) ; 현무암 이용

현무암은 철, 마그네슘, 규산염 등 미네랄이 풍부한 광물질을 많이 함유하고 있다. 현무암의 특성은 원적외선이 방출됨으로 세포조직과 근육, 관절 부위에 온열효과를 제공하여 혈액순환을 촉진시키고 세포 활성에 도움을 준다. 또한 40~50℃(100~140°F) 온열시 빨리 식지 않는다는 장점을 갖는다. 돌이용은 피부에 직접적으로 닿게 하여 사용하거나 너무 뜨거운 경우는 얇은 타월 위에 사용한다.

b. 차가운 돌(cool stone) ; 대리석 또는 퇴적암 이용

염좌 혹은 통증을 즉각적으로 가라앉히며 충혈된 혈관을 수축시켜 진정 효과를 갖는다.

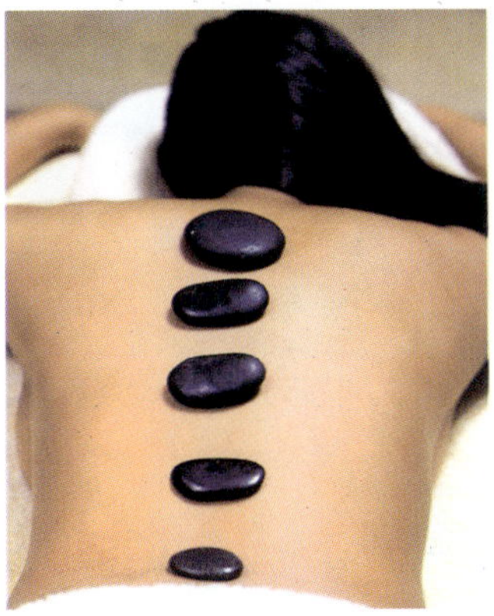

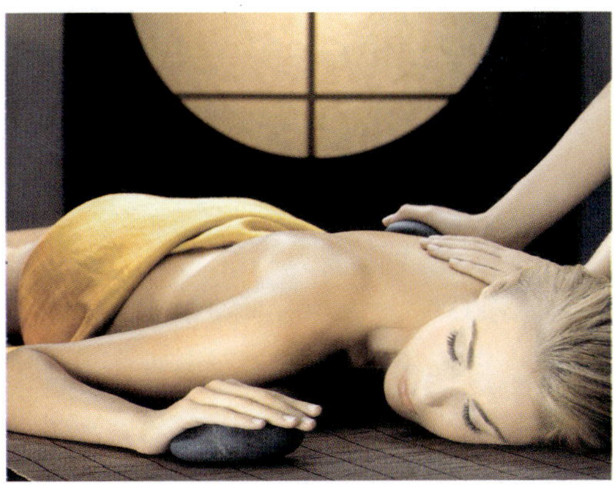

④ 스톤의 구성요소

스톤테라피에 이용되는 돌은 오랜 시간 자연의 침전이나 화산작용에 의해 형성된 현무암의 종류인 휘석, 사장석, 장석 등의 돌을 이용하게 되는데 이유는 결이 매

우 미세하여 거칠지 않기 때문에 민감한 피부표면에 사용하여도 안전하기 때문이며 색상은 녹색의 색조를 띈 어두운 회색에서 검정색까지 다양한 색을 갖고 있다. 또한 다량의 무기물질의 혼합물로 온열로 빨리 식지 않으며 차가움도 오래 가기 때문에 몸의 컨디션에 따라 따뜻하게 혹은 차갑게 이용 가능하다.

⑤ 스톤의 효과

a. 인체의 밸런스 기능 강화

스톤 마사지가 갖고 있는 특징으로는 인체에 균형을 잡아주는 밸런스 효과를 가지며 동시에 독소를 원활히 제거하는 세정작용도 갖고 있다. 스톤에서 방출되는 원적외선의 놀라운 효과로 온몸을 따뜻하게 하여 막혀 있는 기(氣)를 원활히 하며 몸의 에너지흐름을 좋게 하여 건강하고 아름다운 체형을 만드는데 긍정적 효과를 제공한다. 또한 릴렉스를 동시에 제공함으로써 평온한 명상상태로 이끌어 몸과 마음 그리고 정신을 함께 쉴 수 있도록 돕는다. 이러한 관리를 홀리스틱테라피(holistic therapy)라고 말하고 건강한 아름다움을 제공받기 위해서는 전인적 트리트먼트로 몸과 마음 그리고 정신까지도 함께 쉬어 원활한 신진대사와 혈액순환을 도모하여 행복호르몬을 촉진시킨다.

b. 원적외선 효과

ⓐ 원적외선이란 빛의 파장이 긴 파장(3~100nm)을 말한다.

ⓑ 피부 표면을 자극하지 않고도 몸의 심부층에 열을 침투시킬 수 있어 혈액순환과 막힌 기(氣)를 원활히 하여 세포의 활성화를 돕는다.

ⓒ 발한작용을 도와 독소를 배출함과 동시에 신진대사와 혈액순환을 도와 통증을 완화하는 긍정적 효과가 있다.

ⓓ 항세균 효과가 있어 세균의 번식을 예방, 치료하는 효과가 있다.

⑥ 스톤마사지 순서

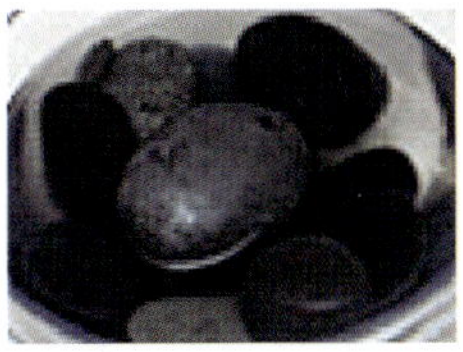

a. 물에 가열한 warm stone과 차갑게 보관한 cool stone을 준비한다.

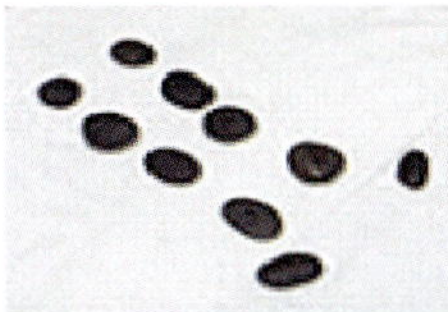

b. 중간 크기의 warm stone을 준비하여 고객의 기립근 부위에 놓고 눕도록 한다.

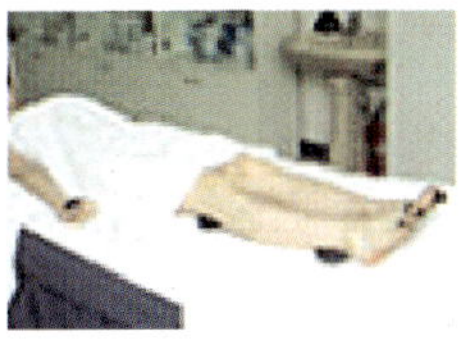

c. warm stone을 아킬레스건과 무릎 뒤, 목 뒤, 발가락 사이에 끼워 놓는다. 손바닥에는 warm stone을 살짝 쥐도록 한다.

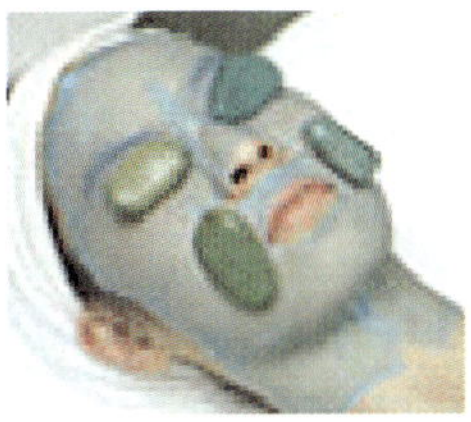

d. cool stone을 얼굴마사지와 팩 단계에서 마사지하거나 눈 등 얼굴 부위에 올려놓는다.

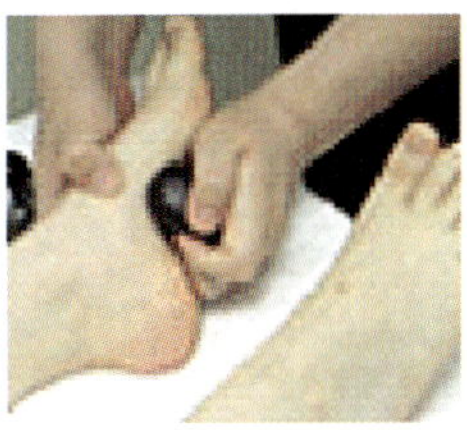

e. 마스크를 하는 동안 전신을 스톤을 이용하여 마사지한다.

(2) 석션(vacuum)

① 원리

진공흡입기는 다양한 크기와 모양을 갖는 유리관(ventouse)을 이용하여 피부조직을 흡입하는 과정으로 얼굴관리와 전신관리에 모두 이용할 수 있다.

a. 림프의 흐름을 원활하게 하기 위한 방법으로는 컵 안의 압력을 최소화(20% 내외)하여 컵으로 피부조직을 흡입하게 한 후 림프액의 흐름 방향으로 컵을 움직여 림프액을 효과적으로 흐르도록 돕는다.

b. 혈액순환을 원활하게 하기 위한 방법으로는 컵 안의 피부조직을 약 50% 정도의 약간 강한 압으로 이동하여 체액의 정체와 충혈된 부위를 풀어주는 전신체형관리에 응용된다. 이것은 혈액의 흐름을 빠르게 하고 기초 대사량을 높인다.

② 효과

a. 림프의 흐름이 촉진되어 노폐물 제거가 용이 하다.

b. 림프액이 조직에서 빠져 나가므로 부종이 줄어든다.

c. 세포의 기초대사량 증가와 피부박리를 가져와 피부상태를 증진시킨다.

d. 복부, 엉덩이, 대퇴부, 목 등의 지방제거와 셀룰라이트 분해 효과가 있다.

③ 시술방법

a. 림프의 흐름을 원활히 하기 위한 방법

ⓐ 관리 부위에 적절한 크기의 컵을 선택한다.

ⓑ 컵의 움직임을 원활하게 하기 위해 적절한 양의 아로마 오일을 도포하고 관리 부위에 압을 체크한다.

ⓒ 지나친 압력은 림프의 흐름에 효과적이지 않으므로 너무 세게 하지 않는다. 컵 안의 피부가 10~20% 정도 흡입되어 있는 것이 적당하다.

ⓓ 가장 가까운 림프절이 있는 곳으로 컵을 이동한다.

ⓕ 한 부위만 오래 관리하지 않도록 한다.

b. 혈액순환을 촉진시키며 경락선을 자극하기 위한 방법

ⓐ 인체의 음과 양의 경락선을 파악하여 시술한다.

ⓑ 울체가 많이 되어 있는 부위는 어혈이 올라오기 때문에 지나친 자극은 피하며 횟수를 나누어 관리하는 것이 효과적이다.

ⓒ 처음 시작은 등 경락의 방광경을 풀어 주고 후면다리, 전면다리, 얼굴, 데콜테, 팔, 복부의 순으로 관리한다.

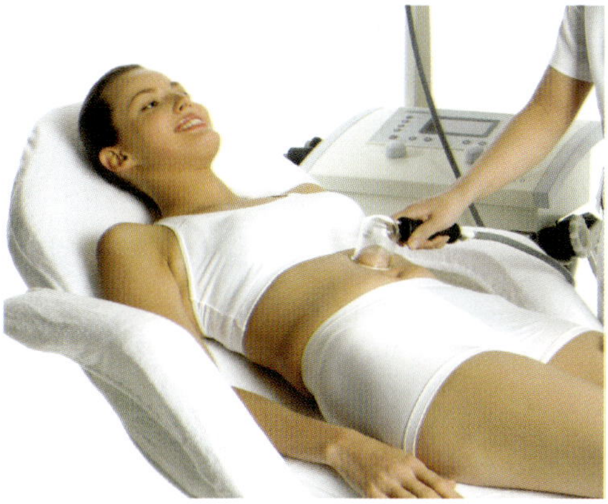

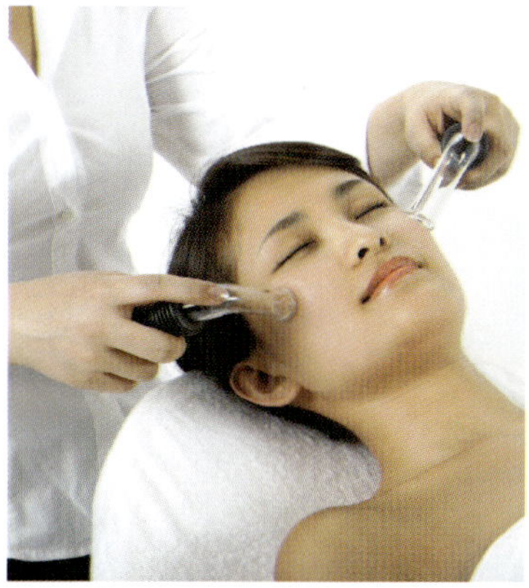

④ 부적응증 및 주의사항

a. 피부염, 선번, 모세혈관 파열, 혈전증, 정맥류가 있는 경우는 관리해서는 안 된다.

b. 부종에 효과가 있는 것은 사실이나 고혈압, 신장이상, 혹은 다른 신체 질병에 의한 부종에는 효과가 없다.

(3) 엔더몰로지(endermology)

'엔더몰로지'의 사전적 의미는 '피부의 결합조직 이상을 치료 한다'는 의미를 갖고 있다. 즉 진공 음압에 의해 피부를 "당겼다 놨다"를 반복함으로써 피부에 물리적인 자극을 주어 지방을 분해하는 방법이다. 다시 말하면 지방 세포를 둘러싸고 있는 이상 섬유질의 고리와 엉김을 풀어주고, 혈액과 림프 순환을 촉진시킨다.

엔더몰로지 사용은 1978년에 프랑스 학자 Louis Paul Guatay에 의해 셀룰라이트를 치료하고 국소지방을 분해하며 결합조직을 재배치함으로써 단단하고 탄력

있는 몸을 위해 전신체형관리 기기로 선보이면서 유럽과 미국, 동남아시아 등지에서 현재에 이르기까지 많이 활용되고 있다.

① 엔더몰로지 이용 범위

a. **셀룰라이트 치료** : 비만으로 인한 오렌지 피부를 개선한다.

b. **국부 지방 감소** : 복부 비만과 하체 비만에 탁월한 효과가 있다.

c. **피부탄력 증가** : 늘어진 뱃살과 팔 다리 등의 피부탄력 증가 및 안면 윤곽을 개선한다.

d. **혈액순환** : 혈관과 림프관에 붙어 있는 지방 세포들을 재배치시키면서 혈액순환과 더불어 노폐물을 신속히 배출한다.

e. **부종치료** : 수술 및 림프관 장애를 발생하는 부종에 탁월한 효과가 있다.

f. **흉터** : 수술 후 3개월 미만의 흉터를 세포자극에 의해 빠르게 개선한다.

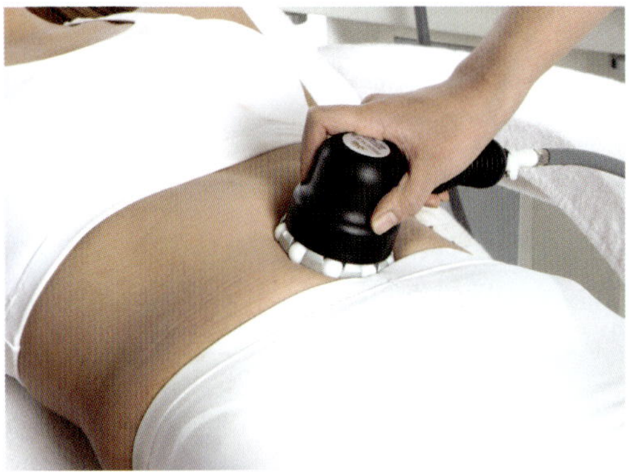

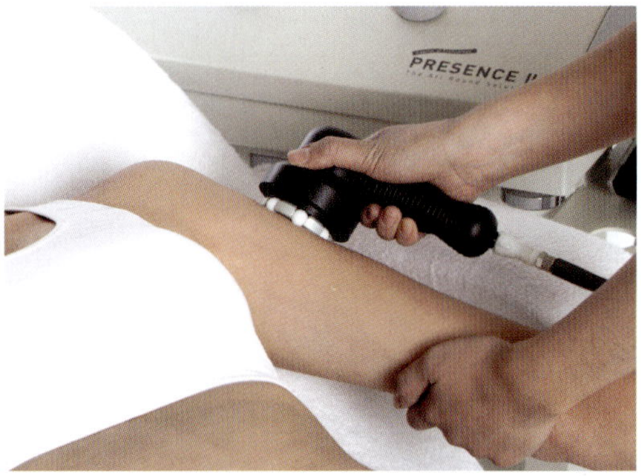

② 효과

a. 강력한 흡입력의 부항효과

b. 부드럽고 리드미컬한 바이브레이션 마사지

c. 다양한 롤 마사지 효과

d. 림프 드레나지 효과

e. 셀룰라이트 분해 효과

f. 신진대사 촉진, 피부 탄력 증대 효과

g. 혈액순환 효과

h. 가슴, 힙 탄력 효과

③ **사용방법**

몸을 따뜻하게 한 후 오일 또는 탈크 파우더를 바른 후 시술하면 엔더몰로지의 효과를 배로 증강시킬 수 있으며 엔더몰로지 전용 타이즈를 입게 한 위에 시술한다.

말초에서 심장 방향으로 밀어 올리듯 시술한다. 시술하고자 하는 부위에 따라 액세서리를 선택한다. 전신체형관리시 약 40~50분 정도 적용한다.

전신체형 관리를 위해 1주일에 2~3회 정도 관리하는 것이 효과적이다.

④ **주의사항**

a. 뼈 부위는 피한다.

b. 정맥류, 모세혈관확장 부위는 피한다.

c. 지나친 압으로 어혈이 생기지 않도록 주의해서 사용한다.

(4) 바이브레이터(vibrator)

① **원리**

바이브레이션에 의해 온몸순환을 촉진시키는 마사지 기기로 주로 마사지와 체형관리에 많이 활용되며 근육운동과 지방분해 효과를 제공한다.

② **종류**

a. 5종류의 액세서리를 이용한 바이브레이터기기(G5 Vibrator)

이 기기는 인체에 미치는 효과가 손을 이용한 마사지의 효과와 매우 흡사하다는 특징을 갖는다.

ⓐ 효과

㉠ 근육 이완과 근육통 해소에 효과적이며 직 · 간접적 근육 운동을 촉진한다.

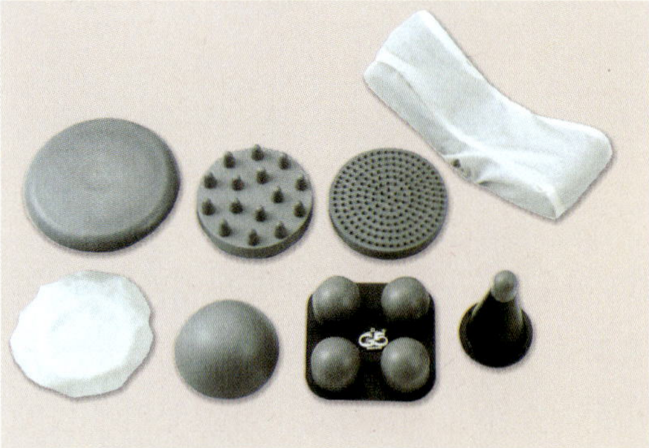

바이브레이터 기기
헤드의 종류

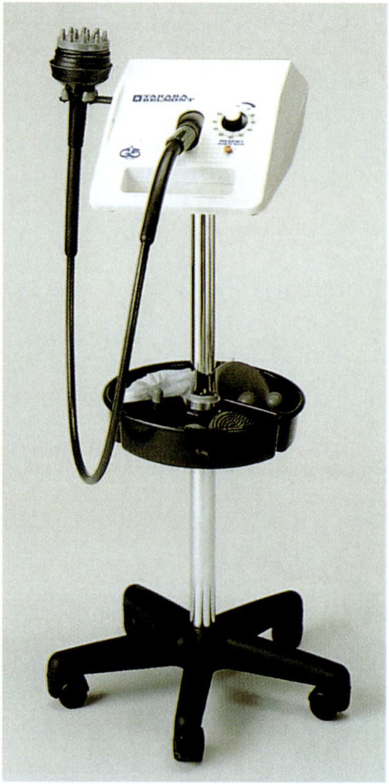

ⓛ 혈관벽을 강화시켜 혈액순환을 촉진시킨다.

ⓒ 모세혈관의 흐름을 왕성하게 하여 산소와 영양대사를 촉진시킨다.

ⓡ 노폐물 배출을 도와 세포재생과 근육의 움직임을 개선시킨다.

ⓜ 직 · 간접적 지방분해에 효과를 준다.

ⓑ 적용방법 및 주의사항

㉠ 적당한 액세서리를 이용하여 탈크 파우더, 아로마 오일 등을 이용하여 시술하고자 하는 부위에 적용한다.

ⓛ 뼈가 있는 부위의 시술은 피한다.

ⓒ 임신 중, 정맥류, 찰과상, 모세혈관 확장, 염증이 있는 피부에는 사용할 수 없다.

b. 진동 복합운동 플레이트(plate)

바이브레이터의 원리를 이용한 주파수 60Hz의 전신복합운동기기로 온몸 순환과 장 대사를 촉진하는 작용이 있다.

ⓐ 기능

㉠ 근육의 수축운동

㉡ 적은 시간에 많은 운동량 제공

㉢ 진동 트레이닝에 의한 근육의 white fiber 자극

㉣ 혈액순환 촉진

㉤ 호르몬의 분비 증가

ⓑ 적용효과

㉠ 근육의 강화

㉡ 셀룰라이트 분해

㉢ 만성피로 증후군의 운동효과

㉣ 조직의 강화

㉤ 근력의 강화

㉥ 발 마사지

㉦ 인체에 무의식적 스트레칭 반사작용에 의한 운동효과

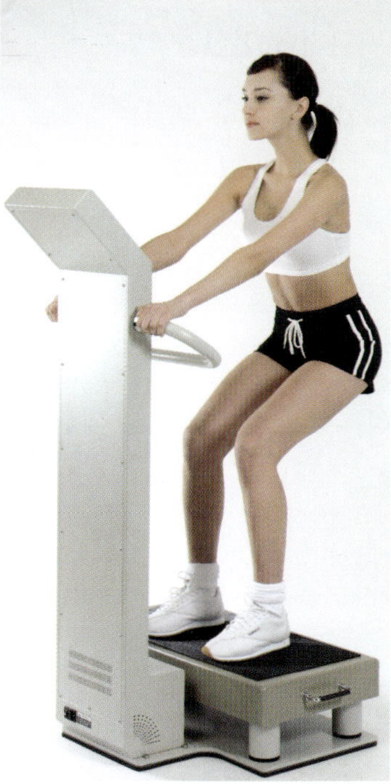

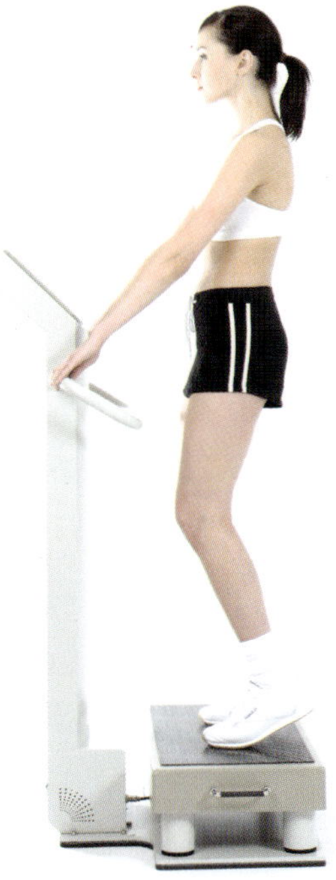

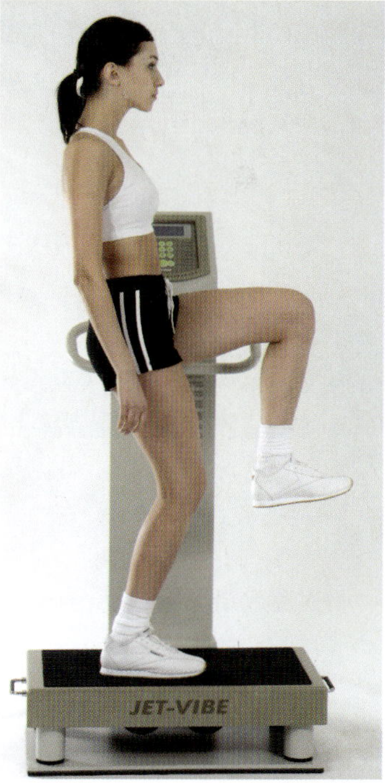

ⓒ 특징

㉠ 건강한 다이어트 실현 : 근력강화, 체지방의 감소 및 셀룰라이트 감소를 유도함으로써 건강한 다이어트를 실현할 수 있다.

㉡ 유산소 운동으로 체지방 분해 : 미세한 진동이 세포에 전달되면 각 세포들이 마찰을 일으키게 되는데 이렇게 생긴 마찰열은 혈액순환을 활성화 하며, 림프순환을 촉진시킨다.

㉢ 짧은 운동시간으로 최대의 운동효과 : 적은 시간의 운동으로도 기존 기계에 비해 약 30% 정도의 운동 효과를 향상시킨다.

㉣ 컨디션 향상 및 유지 : 미세한 진동이 인체에 적용할 때 세로토닌(serotonin)과 두뇌자극 호르몬(neuotrophine)의 분비를 증가시켜 테스토스테론과 hGH(human Growth Hormone)과 IGF(Insulin-like Growth Factor) 등이 증가하게 된다. 또한 혈액순환을 촉진함으로써 소화촉진과 함께 유연성이 증가 되고 골다공증 예방에도 도움이 된다.

㉤ 진동에 의한 근육과 조직 마사지 효과로 세포 결합력이 좋아진다.

ⓓ 사용방법

약 20여 종류의 자세가 있으며 자세에 따라 부분적인 자극을 가하거나 전신 자극이 되므로 온몸 운동에 긍정적 효과를 제공한다.

ⓔ 주의사항

㉠ 급성 염증 및 전염병 질환자는 사용을 금한다.

㉡ 급성 관절염 질환자는 사용을 금한다.

㉢ 심장판막 이식 고객에게는 사용을 금한다.

㉣ 탈장, 척추, 연골질환, 척추 분리 질환자에게는 사용을 금한다.

㉤ 임신을 한 경우, 심관혈관 질병 등의 증상이 있는 경우는 사용을 금한다.

(5) 초음파(ultrasound)

① 원리

초음파란 진동 주파수가 20kHz(1초에 20,000파동 이상) 이상으로 매우 높아 인간의 감각으로는 감지가 어려워 들을 수 없는 불가청 진동 음파이다.

인간의 감각으로 인지되는 가청음파, 즉 소리는 어떤 물체가 앞, 뒤로 아주 빠른 속도로 움직일 때 생기며 그 진동이 공기 분자 사이로 울려 퍼져 우리의 귀에 들리게 되는데 이런 것을 음파라 한다. 이런 음파 중 매우 빠른 음파를 초음파라 하며 초음파의 진동은 분자간의 마찰에 의해 열을 발생시키고 열은 피부의 온도를 약 1도 정도 올려 줌으로써 강한 혈액순환과 신진대사 기능을 촉진시킨다. 이런 초음파에 의한 에너지 변환이 셀룰라이트 및 지방분해의 물리적 자극 효과가 있으며 영양 액의 침투를 용이하게 하는 긍정적 효과가 있다.

***** 음파의 종류**

- 저음파(infra sound) : 16~20Hz 이하, 인체가 인지하는 가청음
- 음파(sound wave) : 16~20Hz~17,000~20,000Hz, 인체가 인지하는 가청음
- 초음파(ultrasound) : 17~20kHz 이상, 인체가 인지 못하는 불가청음

② 효과

a. 스케일링 효과 : 프로브에 의한 '박리 진동' 에 의해 피부에 무리 없이 노화 각질을 제거하여 투명하고 맑은 피부로 소생시킨다.

b. 온열효과에 의한 셀룰라이트 분해 효과가 있다.

c. 물리적 효과에 의한 세포 재생을 한다.

d. 화학적 효과에 의한 혈액순환 촉진을 한다.

e. 제품침투를 용이하게 한다.

f. 리프팅 효과를 제공한다.

g. 한선과 피지선을 촉진시켜 노폐물 배출을 용이하게 한다.

③ 적용방법

a. 시술 부위에 미네랄 워터 또는 초음파 전용 겔을 바른다.

b. 기기의 세기는 피부의 상태에 맞춰 설정한다.

c. 스크러버 헤드를 시술 부위에 가볍게 댄다.

d. 스크러버 헤드로 얼굴 근육 방향으로 약 10분 정도 부드럽게 적용한다.

e. 초음파 프로브와 피부 사이에 물이나 화장수 혹은 초음파 전달 매개물질인

겔을 바른다.

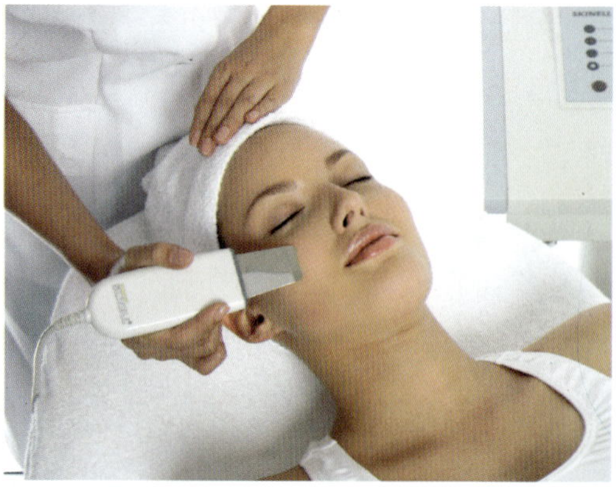

④ 사용방법 및 주의사항

a. 초음파 기기를 적용하려는 부위를 깨끗이 한다.
b. 관리가 종료되면 헤드는 알코올 솜으로 소독 후 살균기에 보관한다.
c. 너무 빠르거나 느리지 않게 적용시킨다.
d. 한 부위에 5초 이상 머무르지 않고 계속 이동해야 한다.
e. 뼈나 관절 부위는 적용하지 않는다.
f. 혈압 관계 질환 고객에게는 적용하지 않는다.

(6) 패러딕 전류(faradic current, 감응전류)

양극(+)과 음극(-)의 극성이 적용 시간의 흐름에 따라 방향과 전류의 크기가 비대칭적으로 교차하여 흐르는 전류를 패러딕 전류(교류)라고 하며 주파의 크기에 따라 저주파, 중주파, 고주파로 나눈다.

① 저주파(low frequency current)

a. 원리

저주파는 주파수가 1Hz~1,000Hz까지의 전류를 말한다. 그러나 주파수의 기준은 각각의 제조사 또는 나라마다 다르지만 주파수의 기준에 따라 저주파 혹은 중주파로 분류하기도 한다. 일반적으로 저주파 전류는 주파의 크기가 낮아 근육을 수축하고 이완 하는 운동 모습이 쉽게 보이나 느낌이 강하고 날카로워 안정감이 들지 않다는 단점도 있다. 교류 전류는 주파수의 형태에 따라 시술받는 사람의 느낌이 다를 수 있다.

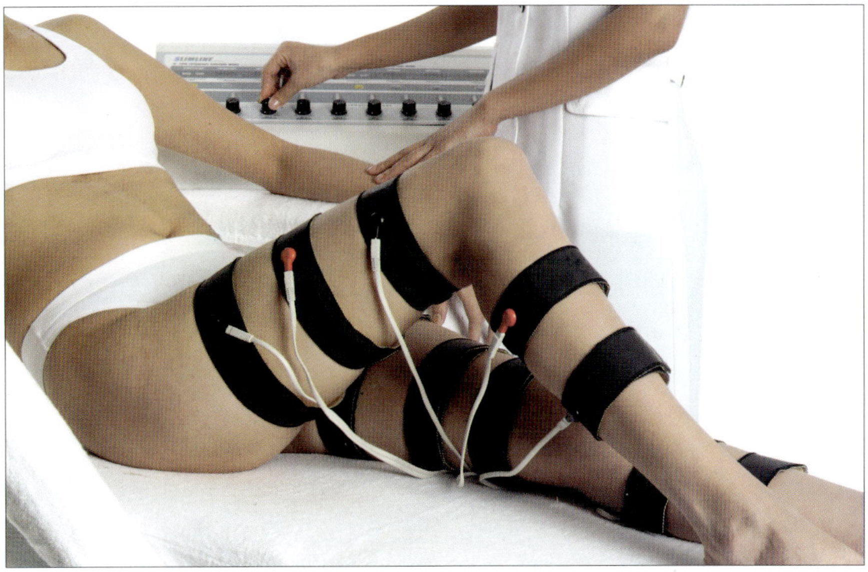

b. 효과

• 근육과 신경에 자극과 활력을 준다.
• 한선과 피지선을 자극함으로써 피부를 탄력 있고 매끄럽게 해준다.
• 근육의 이완과 수축 작용을 촉진시켜 근육 단련 운동 효과가 있다.
• 근육의 긴장감을 주어 지방이 축적되는 것을 방지한다.

② 중주파(middle frequency current)

a. 원리

피부저항을 가장 적게 받아 안정감이 뛰어난 주파로 1,000Hz~10,000Hz 까지를 이용한다. 주파수와 피부저항은 반비례적 특성을 갖기 때문에 느낌이 부드러우며 안정감이 높아 근육통증 개선과 체형관리시 셀룰라이트와 지방분해에 적극 이용된다. 중주파 기기의 특징은 저주파에 비하여 에너지 손실이 적어 체내에 전기가 잘 전달되어 전력의 손실이 적다. 또한 전극의 위치에 따라서 치료부위를 쉽게 선택하여 자극할 수 있어 특정한 부위, 깊이, 넓은 부위를 효과적으로 치료할 수 있다.

b. 효과

- 신경계 및 근육계에 영향을 미치므로 근육의 수축과 이완에 효과가 있어 운동효과를 제공한다.
- 근육의 수축과 이완시 혈류의 펌핑 작용이 일어나 산소와 이산화탄소의 가스 교류가 활발해져 세포 성장과 운동에 긍정적 영향을 준다.
- 세포 간 체액의 흐름을 원활히 함으로써 부종을 완화하여 셀룰라이트 분해에 효과적이며 지방분해 운동 효과를 제공한다.

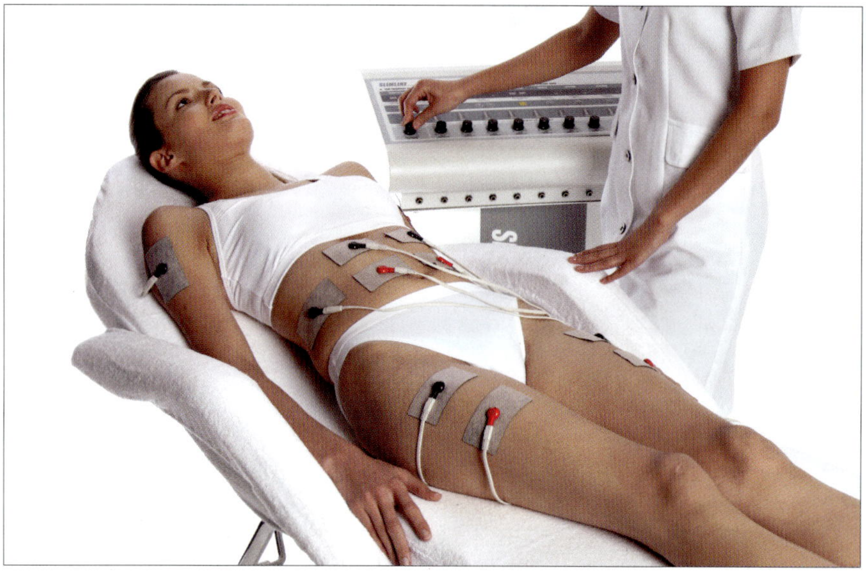

c. 사용방법 및 주의사항

- 시술하고자 하는 부위를 깨끗이 한다.
- 시술하고자 하는 부위에 적합한 액세서리를 선택한다.
- 비스코스 커버 이용시 물에 충분히 적신다. 고무패드를 직접 대주는 경우는 전류가 잘 통할 수 있도록 하이드로 겔을 발라준다.
- 근육의 기시점과 착시점에 (+), (−)극의 패드를 대고 밴드를 감는다.
- 적당한 시간(전신체형관리시 약 40~50분 적용) 적용 후 액세서리를 제거하고 깨끗이 닦아낸다.
- 비스코스 커버와 고무패드는 흐르는 물에 세척 한 후 자외선 살균기에 넣어 소독한다.

(7) 고주파(high frequency)

① 원리

고주파는 초당 10만 Hz 이상의 높은 주파로 초당 진폭이 매우 빠르기 때문에 전류가 튀는 느낌이 없이 온열을 느끼게 됨으로써 근수축은 자극하지 않고 열에너지를 체내에 발생시켜 피부의 활성화를 제공하는 교류기기이다.

일반적으로 심부발열투열 치료기라 불리는 고주파 장비는 인체 내부에서 스스로 열을 발생시키는 장비이다. 인체에 높은 전류를 가하면 극간의 효과에 의하여 같은 극성을 가진 분자는 서로 밀어내고 다른 극성을 가진 분자는 잡아당기는 원리에 의하여 양이온과 음이온의 이동에 의한 전환 열이 발생한다. 이때 발생하는 열을 생체열이라 부른다. 고주파를 이용한 기기로는 지방분해용 전신체형기기와 다양한 유리막대 액세서리의 기기를 이용한 고주파 기기를 들 수 있다.

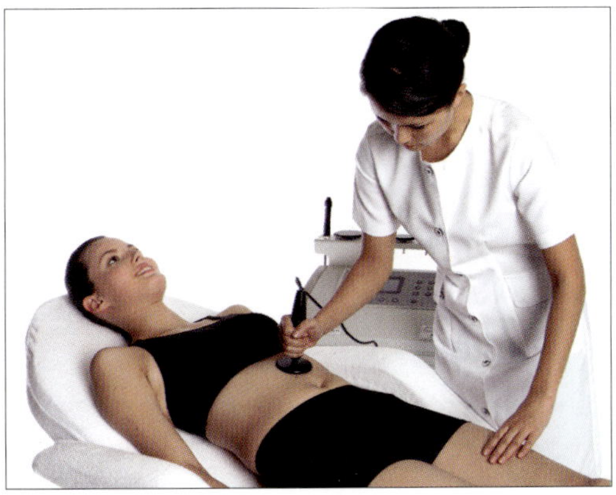

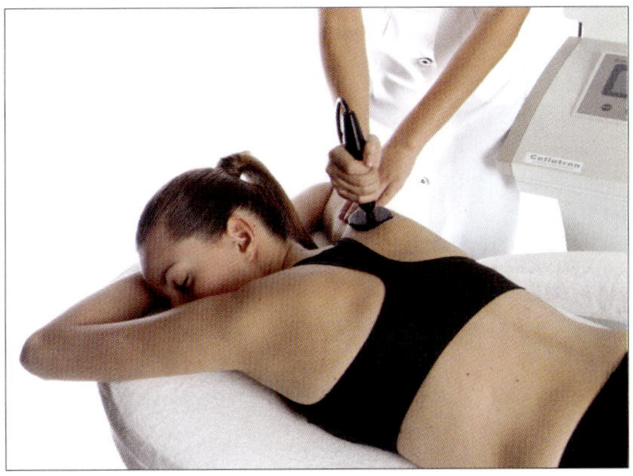

② 기기의 종류

a. 전신체형기기는 발한을 촉진함과 동시에 셀룰라이트와 지방을 분해하는 역할을 한다.

b. 얼굴관리시와 두피관리시에 활용되는 고주파는 다양한 유리관 모양의 종류에 따라 적용방법과 부위가 정해진다. 오렌지 레드색의 네온 가스가 나오는 유리관을 이용하여 지치고 피곤한 고객의 얼굴관리에 적용한다. 아르곤 가스

의 보랏빛의 오존이 나오는 유리관은 여드름 압출 후 혹은 노폐물이 많은 피부나 여드름, 염증피부에 적용하면 효과적이다.

③ **효과**

a. 피부의 활성화로 노폐물 배출 효과

지성, 여드름 피부의 피지를 배출 및 억제를 위해 사용한다. 관리시간은 지성피부인 경우 약 10분, 여드름 피부 약 8분 정도 적용하며 건성이나 노화피부는 약 5분 정도 적용한다. 적용 전 클렌징 후 해당하는 앰플이나 에센스를 바르고 적용한다.

b. 온열효과

고주파 전류는 근육 내에 열을 발생시켜 세포의 움직임을 왕성하게 한다.

c. 영양 운반효과

산소와 영양분을 공급하고 노폐물의 배설을 증진시킨다.

d. 신경 진정 효과

발생하는 미열은 신경 종말을 진정시키는 효과가 있어 편안한 느낌을 준다.

e. 피지선의 활동 증가

온열효과로 피지선의 활동을 증가시켜 피지의 방출을 도와 건성과 탈수된 노화피부 적용시 피부를 윤택하게 한다.

f. 스파킹 효과

여드름과 농포가 있는 피부에 유리관으로 스파크를 일으켜 살균, 소독의 효과를 제공하여 염증을 가라앉히며 박테리아의 번식을 예방한다. 또한 여드름 압출 후 림프액을 말리는 효과를 제공한다. 피부와 유리막대의 사이는 0.3mm 내외로 한다.

g. 발한을 촉진하며 셀룰라이트와 지방분해를 돕는 전신체형관리시에 활용된다.

④ 사용방법

a. 얼굴적용법

클렌징 후 피부 상태에 따라 알맞은 액세서리를 선택하여 직 · 간접법 중 하나의 방법을 선택하여 적용한다.

ⓐ 직접법

㉠ 선택한 액세서리를 고객의 피부에 직접 적용시키는 방법으로 피부타입에 맞는 수용성 앰플이나 콜라겐 크림을 도포한 후 유리관을 직접 피부에 대고 약 8~10분 정도 적용한다.

㉡ ㉠과 같은 방법으로 시술하되 마른 거즈 위에 적용할 수 있다.

㉢ 스파킹 이용시 염증이 있거나 여드름 압출 후 피부 표면과 액세서리 전극봉의 사이를 0.2~0.3mm 정도 띄어 한 부위를 5~6회 사용한다.

ⓑ 간접법

전극봉을 고객에게 잡게 한 후 앰플과 에센스 혹은 콜라겐 크림을 바르고 깨끗한 손으로 마사지를 하여 내용물을 흡수 시킨다. 적용시간은 약 15분 정도 시술한다.

b. 전신관리 적용법

ⓐ 시술 부위의 불순물을 깨끗이 제거한다.

ⓑ 플레이트를 등 부위에 깔아 준 후 뼈 부위를 피해 액세서리를 정해진 테크닉으로 롤링 하거나 패치를 부착한다.

ⓒ 고객에게 확인하면서 2~3회에 나누어 전류의 세기를 높이고 40분 정도 적용시킨다.

ⓓ 2~3회에 나누어 전류의 세기를 줄이고 액세서리를 제거한다.

⑤ 금기사항

a. 관리시 고객과 관리자의 몸에 부착된 모든 금속을 제거하고 전극봉이 고객과 접촉되어 있도록 한다.

b. 스파킹이 유발 될 수 있으므로 알코올을 함유한 스킨로션은 사용하지 않는다.

c. 민감한 피부, 찰과상, 혈관이상, 다모부위, 인공심장박동기 부착한 자, 임신부, 간질환자, 동맥경화, 피부염, 피부장애가 있는 경우에는 관리해서는 안된다.

(8) 보석테라피(jewelry therapy)와 컬러테라피(color therapy)

고대로부터 스톤과 함께 치료에 이용되어 왔던 것 중 하나가 보석이다. 보석은 연령과 증상에 따라 각기 다른 효과를 제공하기 때문에 몸에 지니는 것만으로도 효과가 있다. 이러한 보석을 고객의 건강 상태에 따라 재구성하여 마사지에 활용하는 것을 보석테라피라고 한다.

보석은 공명 에너지를 갖고 있어 인체의 차크라(chakla)라는 에너지 중심센터에 놓음으로써 스트레스를 없애고 부정적 에너지를 중화시키며 과다하게 자극되고 긴장된 부위의 에너지를 떨어뜨려, 충혈되고 과로한 육체에 릴렉스를 제공하여 심신을 정화시키는 효과가 있다.

① 보석테라피(jewelry therapy)

보석은 인간사의 아주 오랜 옛날부터 마법용, 치료용, 호신용, 부적 또는 재물로 사용되어 왔다. 고대의 크리스털 치료에서도 특별한 공명 에너지의 보석이 이용되었는데 이는 특정 부위에 놓여졌을 때, 인체의 스트레스를 없애고, 기의 막힘을 제거하며, 부정적 에너지를 중화시킨다고 생각되있다. 또한 과다하게 자극된 곳의 에너지를 떨어뜨리며 고갈된 곳을 재생시켜 지치고 피곤한 현대인이 꿈꾸는 웰빙테라피의 한 분야로 보석을 이용한 뷰티테라피가 널리 이용되고 있다.

보석테라피(jewel therapy)는 홀리스틱 에스테틱(holistic esthetic)의 한 분야로 새롭고, 전인적 · 대체 의학적 관리요법이다.

a. 보석테라피의 효과

ⓐ 몸과 영혼, 육체의 밸런스를 잡아 준다.

보석치료법은 신체적 증상뿐만 아니라, 정신 또는 영혼의 상태에도 효능을 미쳐 현대인의 지치고 피곤하며 부조화의 몸과 영혼에 정신적 휴식과 심신의 안정, 조화를 제공함으로써 질병 예방은 물론 건강하고 아름다운 몸매를 유지, 개선시키는데 그 목적과 효과가 있다고 말할 수 있다.

ⓑ 인체에 긍정적 에너지를 흐르게 한다.

ⓒ 혈액순환과 신진대사의 기능을 증진시킨다.

ⓓ 노폐물의 배출과 독소의 정화 기능을 갖는다.

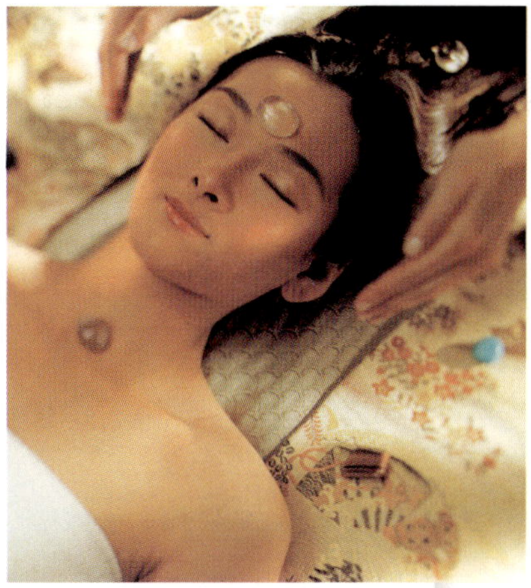

b. 보석테라피의 시술방법

에너지 자리(차크라, Chakra)에 적합한 보석을 올려놓는다.

***** 아율베딕 차크라 마사지 순서**

- 차크라에 아로마 오일을 바른다.
- 컬러 천을 그 위에 올려놓고, 20~30초 후에 제거한다.
- 차크라에 해당하는 보석을 올려놓고 지긋이 압을 가한 후 제거한다.
- 부족한 차크라 아로마 오일을 가지고 차크라 마사지를 한다.

***** 차크라(Chakra)**

인체의 에너지 중심으로 7차크라가 있다. 차크라의 균형을 갖는 것은 개인의 영혼과 우주적 의식을 통합시키는 유일한 길이라고 한다. 보석을 이용한 차크라테라피는 인도의 오래된 전통의학에서 출발되어 수천 년 동안 인도인의 삶에 자리잡고 있었으며 영혼과 정신, 육체가 합일된 상태로 몸을 정화시키는 방법으로 활용되어 왔다.

② 컬러테라피(color theraphy)

컬러테라피는 다양한 색상에 따라 인체가 심리적으로 다르게 반응하며 몸과 마음을 움직인다고 한다.

이는 다양한 색의 고유 컬러가 고유한 파장과 진동수를 갖고 있으며 인체에 긍정적인 효과가 있다는 과학적 증명 이후 건강증진과 보디케어에 많이 이용되고 있다.

컬러테라피 전문가들은 컬러의 이용은 다른 약물의 이용처럼 긍정적 효과가 있으면서도 약물남용으로 인한 중독 증세없이 인체의 자연 면역력과 치유력을 증강시키는 훌륭한 요법이라고 소개하고 있다. 컬러테라피의 효과는 과도한 충혈로 지친 몸을 정화시키는 효과가 있어 면역력과 치유력의 증강을 돕고 인체 스스로 효과적으로 균형을 잡아주어 노화 예방 작용이 우수하다고 할 수 있다.

③ 보석과 컬러를 이용한 차크라 관리

표 5-1. 차크라(Chakra) 도표

차크라	위치/부합하는 보석	관련 신경계/Color	요소	신체 부위	속성	치유력/효과
물라다라 차크라	회음 혈석, 루비, 가넷	선골, 신경총 Red	흙	신체의 치밀하고 딱딱한 부위 – 뼈, 치아, 손톱,	생존력 생명력 발톱, 다리, 발, 항문, 전립선	혈액순환, 신진대사 활성화, 저혈압, 감기
스바디스타나 차크라	하복부 벽옥 전기석	전립선 신경총 Orange	물	생식기	생식력 정력 성욕 자아의식 상호관계	생식작용, 해독, 성적욕구촉진, 정서적 균형, 회춘
마니푸라 차크라	배꼽 주위 호안석 시트린, 황옥	복강 신경총 Yellow	불	소화 작용, 물질대사, 변비, 두통, 부신	영감 지혜 판단력	소화작용, 물질대사 촉진, 부신기능 강화, 변비, 두통, 공격해소, 평화
아나하타 차크라	심장 장미석영, 에메랄드, 비취	심장 Green	공기	심장, 등 상부, 늑골, 폐의 하부, 가슴, 흉선, 순환계, 복강	감정의 센터, 사랑, 평화, 동정, 용서, 신뢰,	심장, 폐질환 위기능 강화 고혈압 조절, 평화, 이해 연민, 정서발달
비슈다 차크라	목(천돌) 터키석, 남옥	후두 Blue	에테르	폐의 상부, 기관지, 목, 갑상선, 목소리, 턱, 목덜미, 경추, 팔	커뮤니케이션의 센터, 자기표현, 책임감, 초인간적 청력	표현력 강화, 침묵에 대한 두려움 극복 갑상선기능조절 언어와 목소리의 조화
아즈나 차크라	동굴 신경총 양미간 사이(인당) 오팔, 파란 사파이어	제3의 눈 Indigo	모든 요소 포함	얼굴, 왼쪽 눈, 코, 두개동, 뇌하수체, 소뇌	제3의 눈, 초인간적 직관력, 투시력, 영적 깨달음, 내면세계의 이해	혈액 정화, 망상기능 조절, 두통해소
사하스라라 차크라	정수리(백회) 자수정 알렉산더석 사파이어	송과선 Violet	모든 요소 포함	뇌, 소뇌, 두개골, 오른쪽 눈	초의식, 영적깨달음 직관, 육체의 정신적	스트레스, 불면증, 신경증, 정신착란 자아한계극복 컨트롤

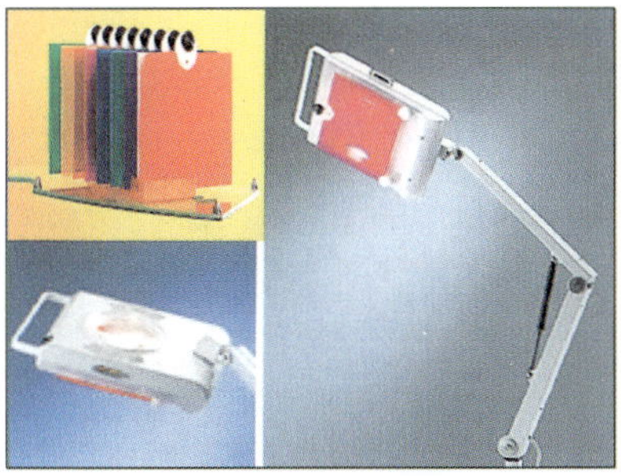

안면용

광선테라피

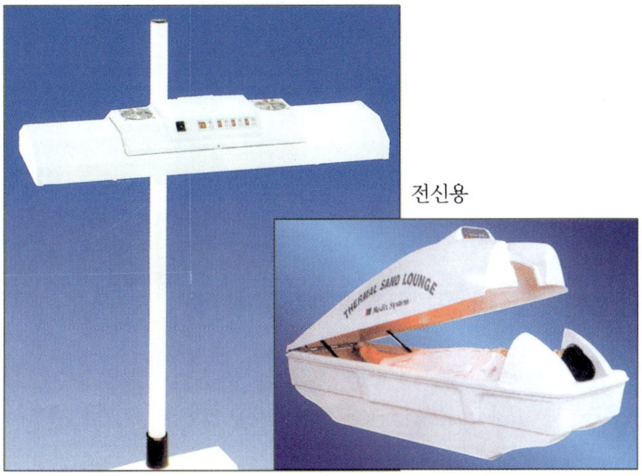

전신용

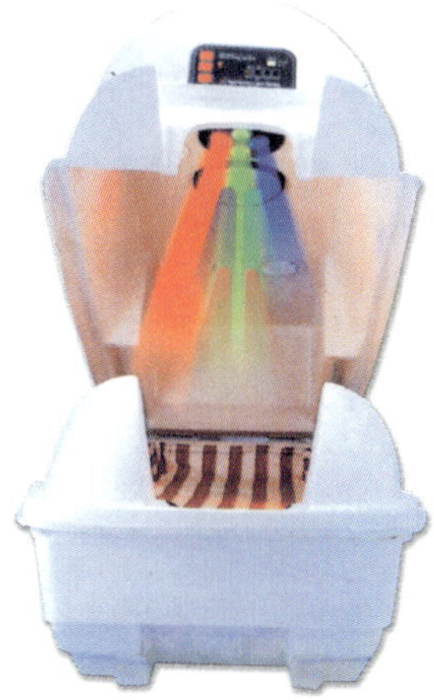

(9) 광선테라피(light therapy)

태양과 인류생활은 역사 속에서 태양숭배의 형식으로 인체의 건강과 질병치유와 밀접한 부분으로 이어져 내려왔다. 고대 이집트에서는 일광과 약초를 이용하여 백반증 등의 피부질환을 치료하였으며 히포크라테스(Hippocrates)는 태양광선을 질병 치료에 이용할 것을 최초로 제창하였다. 광선테라피는 태양광선과 인공광원의 전자파 에너지를 치료목적으로 이용한 광선치료로서 자외선과 가시광선 및 적외선으로 관리하는 것과 관련하여 일명 빛 치료(light therapy)라고도 불려진다. 지상에 도달하는 태양광선의 에너지 범위는 자외선(ultra violet rays : 200~400nm)을 포함하여 육안으로 보이는 가시광선(visible rays : 400~800nm), 열선의 적외선(infrared rays : 800~1,000nm) 영역의 광범위한 전자파를 총칭한다.

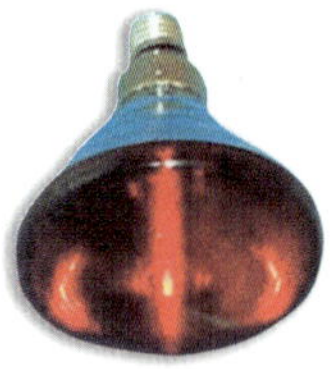

적외선 발생 전구

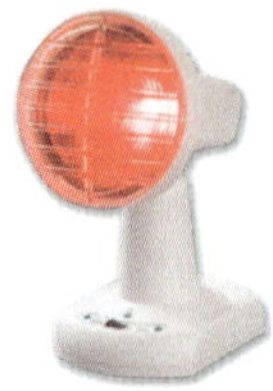

탁상용

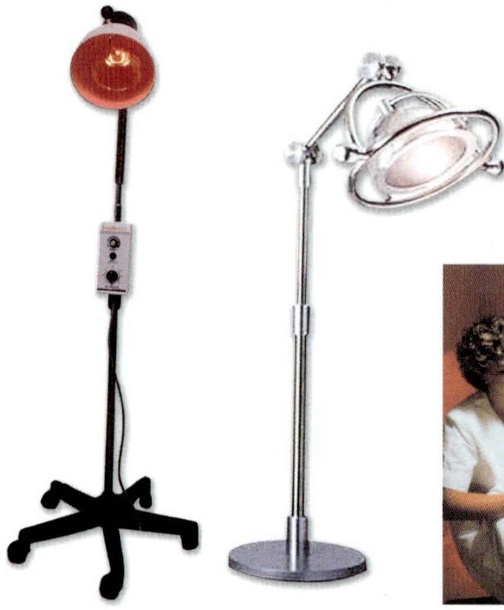

지면용(발광등, 비발광등)

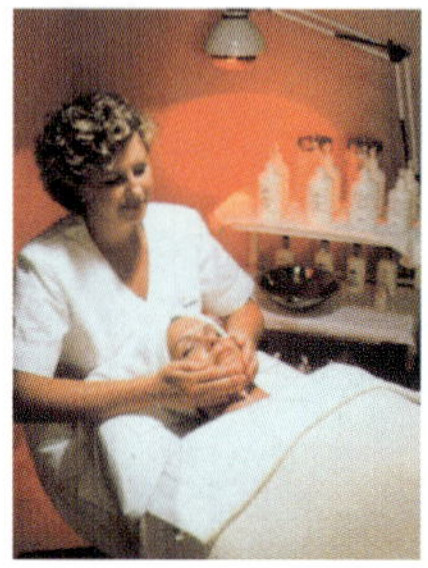

적용

적외선 램프

① 적외선 치료(infra red therapy)

적외선은 파장 800~1,000nm 사이의 전자기파(electro magnetic wave)를 말한다. 주로 복사열 효과를 이용한 것으로 눈에 보이지 않으나 따뜻하게 느껴지므로 열선이라고 한다. 영국의 천문학자 윌리암 허셀(William Hersche)에 의해 발견된 적외선은 물질의 분자에 격렬한 운동이 일어나므로 열을 발생시키게 되는데 태양에서 뿐만 아니라 조명, 불꽃, 전열 기구에서도 발산된다. 적외선(infra red)은 파장에 따라 770~4,000nm의 짧은 파장을 가진 근위적외선(near infra red)과 4,000~15,000nm의 장파장을 가진 원위적외선(farinfra red)이 있다. 인공 적외선 기구의 종류는 열등, 베이커(Baker), 전기 광선욕(electric light bath), 석영적외선 램프(quarts infra red lamp) 등이 있으며 주로 빛이 나지 않는 원적외선 램프는 무광램프로 열만 발생시켜 피부의 2mm 깊이에까지 침투하게 되고 빛과 열을 동시에 발생시키는 근적외선 램프는 피부의 5~10mm 깊이에 침투할 수 있다. 적외선 조사에 따른 생체에 미치는 영향은 조사시간과 강도에 따라 개인적인 차이를 나타낸다.

a. 적외선의 생체작용

ⓐ 체표조직에 흡수되고 피부온도의 상승효과를 준다.

ⓑ 발한효과로 한선 활동 증가와 두뇌의 온도조절중추에 영향을 준다.

ⓒ 혈관이완으로 인해 말초혈관의 저항이 감소되어 혈압이 감소된다.

ⓓ 혈관확장과 신진대사효과를 나타낸다.

ⓔ 근이완과 진통 작용을 한다.

ⓕ 체온상승과 맥박증가를 나타낸다.

ⓖ 발한으로 인한 노폐물의 제거효과를 준다.

ⓗ 색소침착과 홍조효과를 나타낸다.

ⓘ 감각신경의 종말 자극효과를 준다.

ⓙ 가벼운 열의 진정효과와 강열의 자극효과를 준다.

b. 적응증

타박상, 근염, 신경염, 기관지염, 중이염, 비염, 골절, 탈구

c. 금기증

심장질환이나 급성염증, 신장염, 심부종양, 악성종양, 출혈, 고열병이 있는 경우

d. 관리방법

조사거리는 45~90cm로 평균 60cm의 적당한 거리를 둔다.

조사각도는 90도로 조사한다.

차광보호구를 사용하여 눈 시력을 보호해 준다.

소요시간은 15~30분이며 피부상태에 따라 조사한다.

e. 주의사항

안면조사의 경우 피부와 눈의 열상에 주의한다.

과다 조사할 경우 홍반, 심부조직의 화상을 유발할 수 있다.

② 자외선 치료(ultraviolet therapy)

자외선은 파장 400~200nm 사이의 전자기파(electro magnetic wave)에 속한다. 자외선(ultra violet rays)은 파장에 따라 320~400nm의 UVA와 280~320nm의 UVB로 구분하며 자외선이 여러 가지 물질에 화학적 작용의 변화를 일으키므로 화학선이라고 한다. 자외선이 피부질환의 영역에 이용되면서 1970년대 중반에는 백반증과 건선의 피부질환 치료에 활기를 띄기 시작하였고 이후 덴마크의 닐스 핀

젠(Niels Finsen)에 의해 자외선을 이용한 피부결핵의 치료가 알려졌으며 1919년 자외선의 비타민 D 합성 효과가 보고되었다. 이러한 자외선에 대한 광치료의 연구가 활발해지면서 최근에는 UVA-1(340~400nm), UVB(311nm)와 같은 특정 파장의 광선을 선택적으로 방사하는 새로운 광원이 개발되어 이로 인한 광치료의 적응증이 넓어지고 있다.

자외선광원기의 종류는 카본 아크 램프(carbon arcs lamp), 수은증기 램프(mercury vapour lamp), PAVA(Psoralen Ultra Violet A) 등이 있다. 광선치료 전에는 광민감 반응에 대한 최소 홍반량(Minimal Erythema Dose; MED)을 파악하여 노출 정도를 결정하게 되는데 광민감 반응은 조사되는 파장의 종류, 조사시간, 강도 등에 따라 개인적인 차이가 있다. 탠닝(tanning)의 경우 UVA와 가시광선의 일부가 피부를 붉게 하거나 색소침착 효과를 나타내며 탠닝 광원기는 피부의 광 민감성 조건과 개인의 취향에 맞게 피부의 그을림을 조절할 수 있어 피부의 미용적 관리에 널리 사용되고 있다.

a. 파장 길이에 따른 자외선의 분류

ⓐ UVA(ultraviolet A, suntan rays)

㉠ 파장 320~400nm의 장파장이다.

㉡ 유리창을 투과하며 일상에서 쉽게 접하는 생활광선이다.

㉢ 피부의 건조화, 조기노화, 일광 색소침착(suntan)을 유발한다.

㉣ 홍반을 일으키지 않는다.

ⓑ UVB(ultraviolet B, sunburn rays)

㉠ 파장 290~320nm의 중파장이다.

㉡ 피부의 건조화, 홍반, 일광화상, 피부암을 유발한다.

㉢ 살균 및 소독작용이 있다.

㉣ 비타민 D 형성, 색소침착 등 생물학적 기능이 강하게 나타나며 진피를 투과한다.

ⓒ UVC(ultraviolet C, germicidal rays)

㉠ 파장 290nm 이하의 단파장으로 가장 강한 자외선이다.

㉡ 피부에 살균효과, 홍반작용을 나타낸다.

ⓒ 진피의 유두층을 투과한다.

ⓓ 190nm 이하는 대기권에 존재하는 오존층에 흡수되어 지표에 도달하지 않으나 최근에는 오존층의 파괴로 피부암의 원인이 되는 것으로 알려져 있다.

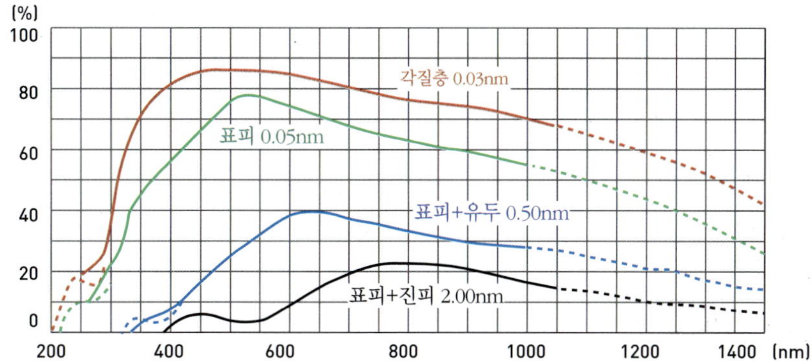

파장에 따른 피부 투과도

b. 자외선의 생체작용

ⓐ 최고 2mm 피부 깊이까지 투과한다.

ⓑ 히스타민 물질이 피하의 모세혈관에 작용하여 혈관을 확장시킨다.

ⓒ 전신작용으로 1차적인 대사의 항진과 적혈구, 백혈구, 혈소판의 증가를 나타낸다.

ⓓ 수면을 증진시킨다.

ⓔ 홍반과 색소 침착을 일으킨다.

c. 피부에 미치는 효과

ⓐ 단백질에 흡수되어 광합성 작용을 일으킨다.

ⓑ 상피세포의 형성을 촉진한다.

ⓒ 비타민 D 형성에 관여한다.

ⓓ 멜라노 사이트의 활성화와 색소침착 효과를 준다.

ⓔ 피부 질환에 효과적이다.

ⓕ 살균작용, 혈액순환 효과, 신진대사 효과를 나타낸다.

ⓖ 피부세포의 조기노화를 촉진한다.

인공 선탠기(베드형과 스텐드형)

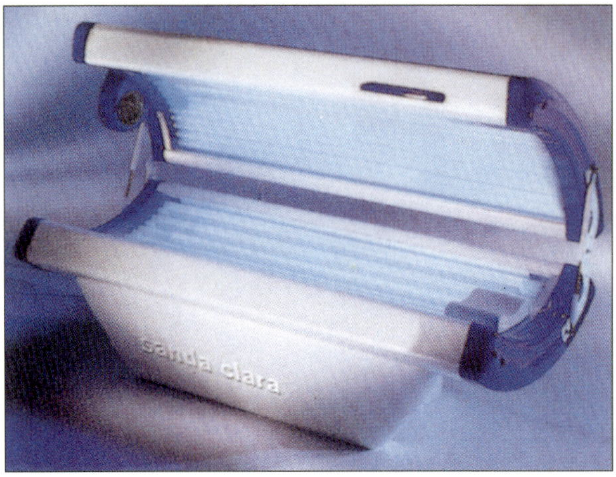

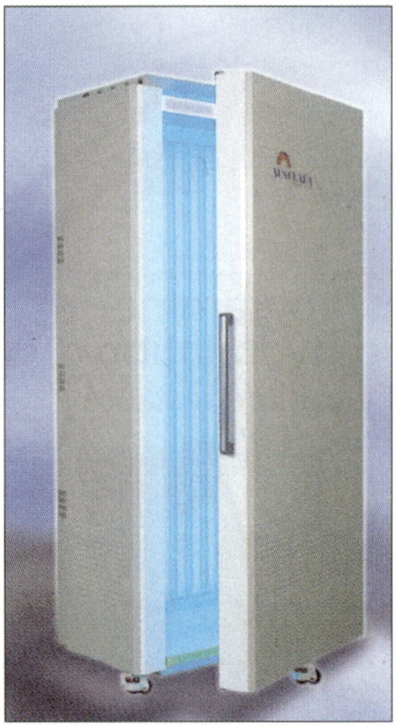

d. 적응증

건선, 백반증, 아토피 피부염, 여드름병변, 균상식육종, 다형광발진, 편평태선, 일광 담마진 등의 피부질환과 류머티스성 관절염, 구루병, 칼슘 부족 질환, 동상 등이 있다.

e. 금기증

급성습진, 홍반성낭창, 포진, 광독성 피부염, 광알레르기, 일광두드러기와 광과민성의 색소성 건피증, 각화증, 포르피린증, 두드러기 등을 포함한다.

f. 주의사항

과다조사의 경우 국소 발적의 홍반(Erythema), 일광화상(Sunburn),부종, 수포, 각질박리 현상을 나타낼 수 있으므로 유의한다. UVB의 경우 주로 24시간 잠복 후, UVC 경우 8시간 잠복 후 부종을 나타낼 수 있다.

③ 일광테라피(solar therapy)

일광테라피는 태양으로부터 직접적으로 인체에 조사되는 광원으로서 광선을 이용한 신체의 치료방법 중에서 가장 오래된 일광요법이다. 일광욕은 계절이나 시간대, 환경조건에 따라 태양광선의 복사강도는 차이가 있다. 여름이 겨울에 비해 복사량이 더 많고 하루 중 오전과 오후에 자외선의 분산이 많으며 스펙트럼의 적색광선 보다 대기에서의 투과율이 낮게 나타난다. 일광욕을 할 때는 우선 선글라스, 모자, 자외선차단제 등을 활용하여 피부의 홍반, 탈수현상을 미리 방어해 주며 피부노출을 점차적이고 단계적으로 하는 것이 좋은 방법이다. 일광욕을 이용한 전신조사는 스위스 의사의 롤리아(Rollier)에 의해 고안된 롤리아 방법(Rollier' s method)이 주로 사용되는데 신체의 최하단부인 발 부위에서 노출하기 시작하여 종아리, 대퇴부, 둔부, 팔과 복부, 흉부와 어깨부위에 이르기까지 매일 5분씩 7~10일간에 걸쳐서 일광욕을 시작해 주는 방법이다.

3) 부분별 트리트먼트

(1) 두피 트리트먼트(scalp treatment)

두피 트리트먼트는 헤어 관리가 가능한 데이 스파에서 하는 것이 좋다. 만일 헤어 관리를 하지 않는 곳에서 두피 트리트먼트를 받게 되면 헤어를 세정한 후 스타일 관리는 할 수 없기 때문이다. 두피 트리트먼트는 매우 빠르면서도 효과가 확실한 트리트먼트이다. 이 트리트먼트의 목표는 머리, 목, 두피의 긴장을 줄이고 두피의 피부를 릴렉스시키며 두피를 건강하고 적절히 자극하는 것이다.

① 시술방법

a. 모발과 두피를 샴푸한다.

b. 스페셜 트리트먼트 – 컨디셔닝 솔루션, 앰플, 에센셜 오일 등을 적용하고 모발 부분이 아닌 두피 부위를 마사지한다.

c. 마사지 크림, 오일 또는 헤어 컨디셔너를 적용하고 10분 동안 마사지를 한다. 마사지는 목과 어깨까지 하도록 한다.

d. 마스크를 적용한다. 해초, 머드 또는 다른 적합한 마스크를 적용하면 된다. 머리는 호일이나 비닐랩으로 랩핑하고 타월을 덮은 후 5~10분 정도를 방치한다. 만일 열 램프나 스팀 헤어드라이어를 갖고 있다면 사용할 수 있으며 시간은 5~7분으로 단축될 수 있다.

e. 마스크를 헹구어내고 빠르고 가볍게 샴푸를 한다. 린스와 컨디셔너를 하고 건조시킨다.

② 금기사항

- 두피 질환 또는 열린 상처
- 과도하게 민감한 두피
- 부종, 감염, 염증이 있는 피부

(2) 셀룰라이트 트리트먼트(cellulite treatment)

셀룰라이트 트리트먼트는 모든 국소 트리트먼트 중 가장 인기가 있는 관리 중 하나이다.

셀룰라이트는 완전히 제거하기가 힘들뿐 아니라 체중을 줄이는 프로그램도 아니다. 더 분명한 효과를 위해서는 고객 또한 다음 사항들을 준수해야 한다.

① 섬유질을 많이 함유한 음식과 과일을 많이 섭취한다.
② 물을 자주 많이 마신다(하루에 200ml 컵으로 12~14잔).
③ 활동적인 운동을 한다.
④ 셀룰라이트 부위를 마사지하고 최소한 일주일에 2~3회 정도 드라이 브러시나 스크럽으로 적절히 자극한다.
⑤ 적절한 스파 트리트먼트를 받고 홈케어 제품을 꾸준히 사용한다.

이 트리트먼트는 특히 체내의 독소 배출을 용이하게 하기 위하여 혈액순환과 신진대사를 자극하는데 맞추어 설계되었다. 또한 배출 시스템을 통하여 체외로 내보낼 수 있는 축적된 지방을 분해하도록 돕는 데도 목적이 있다. 일주일에 두 번씩 6~12주 정도의 트리트먼트를 받으면 효과를 더 빨리 볼 수가 있다.

① 시술방법

a. 전신 셀룰라이트 관리를 할 때에는 침대 위에 호일이 깔려 있어야 한다. 만일 각질제거 관리도 함께 한다면 비닐랩이 호일 위에 깔려 있어야 한다. 그 비닐

랩은 각질 제거가 끝난 후에 제거한다.

b. 셀룰라이트 부위는 보통 허벅지와 힙 뒤쪽을 포함한 무릎부터 허리까지를 관리한다. 셀룰라이트 트리트먼트는 먼저 각질제거가 이루어지면 더 효과적이다. 만일 각질 제거를 하지 않는다면 관리 부위에 먼저 드라이 브러시 관리를 해야 한다. 각질 제거 관리는 적절한 각질제거제를 선택한 뒤 마사지 한다. 각질이 제거되고 난 후에는 고객 밑에 깔려 있는 비닐랩을 제거한다.

c. 셀룰라이트 트리트먼트 제품을 적용한다. 겔이나 앰플, 에센셜 오일 등이 될 수 있다.

d. 마스크는 해초나 머드를 사용하여 적용 한 뒤 호일과 시트, 담요로 덮어 둔다. 전신 관리일 경우에는 모든 부위에 똑같이 마스크를 적용하고 같은 호일로 랩핑을 한다. 전신을 관리할 때에는 보통 30분 정도, 보디 부분관리는 15~20분 정도를 적용한다. 이때 셀룰라이트가 많은 부위는 10분 정도를 추가하는 것이 좋다.

e. 호일을 열면 곧 바로 샤워를 하거나 핫 타월로 닦아내는 것이 좋다. 호일을 제거하면 고객을 깨끗하게 건조된 타월 위에 눕게 한다. 만일 전신 랩 관리를 하였다면 샤워시설이 있는 곳까지 랩을 감고 가서 그 곳에서 랩을 떼어내는 것이 좋다. 고객이 샤워를 끝내고 나올 때에는 미리 새 타월과 목욕가운을 준비하고 있어야 한다.

f. 마무리는 셀룰라이트 분해크림 또는 혈액순환에 효과적인 보디 로션이나 크림를 사용한다. 전신관리를 한다면 먼저 셀룰라이트 집중 부분에 혈관수축 신경제를 적용하고 전신에는 로션이나 크림 또는 적절한 제품을 사용하여 마무리한다. 마스크 전에 마사지를 하지 않았기 때문에 30분~1시간 정도면 적당하다. 만일 마사지를 한다면 마무리 로션이나 크림은 적용하지 않는다.

② 금기사항

- 모세혈관 확장증
- 극도로 민감한 피부
- 부종, 감염, 염증이 있는 피부

(3) 페이셜 트리트먼트(facial treatment)

트리트먼트의 목표는 보통의 페이셜 관리에 해양 성분에 초점이 맞추어진 해초나 머드, 아로마를 첨가함으로써 트리트먼트를 조금 더 스파 트리트먼트답게 만드는 것이다.

아로마테라피를 페이셜 관리에 많이 이용을 하기는 하나 특별한 아로마테라피를 이용한 마사지나 보디 트리트먼트를 만들어낼 필요가 있다.

① 시술방법

a. 담요를 깐 페이셜 베드를 준비한다.

b.머리는 타월과 밴드로 감싸고 가슴 부위를 타월로 덮는다.

c. 아이와 립 메이크업을 클렌저로 지운 후 얼굴을 클렌징한다. 클렌저는 해면으로 닦아낸다.

d. 모공까지 깊게 클렌징할 때는 스티머를 사용한다. 이때 기계를 이용한 클렌징도 사용할 수 있다. 스티머는 5~7분 동안을 적용하고 얼굴을 깨끗이 닦아낸다. 이때 각질제거제를 사용해도 된다. 사용하는 제품에 따라 사용방법과 소요시간이 달라지겠으나 보통 5분을 넘지 않게 한다.

e. 여드름 압출 관리나 갈바닉 관리를 해야 한다면 이 단계에서 해야 한다. 압출을 할 때에는 반드시 위생 장갑을 착용한다. 갈바닉으로 각질 제거 관리를 한다면 (−)극을 이용해야 하며 pH균형 회복이나 앰플, 세럼 등을 침투시키고자 할 때는 (+)극을 사용한다.

f. 압출 직후, 그 부위를 살균하고 고주파 장비를 적용한다.

g. 앰플이나 세럼을 적용한 후 마사지를 한다. 약 15분 정도의 아로마를 이용한 마사지가 효과적이다.

h. 머드, 해초 또는 유사한 마스크를 적용한다. 스티머를 적용할 수도 있고 적용하지 않을 수도 있으며, 시간은 약 10~15분 정도 두고 나서 닦아낸다.

i. 트리트먼트의 마무리로 영양 크림을 적용한다.

② 금기사항

a. 인공심장박동기를 부착한 사람이나 심장에 문제가 있는 사람은 기기관리를

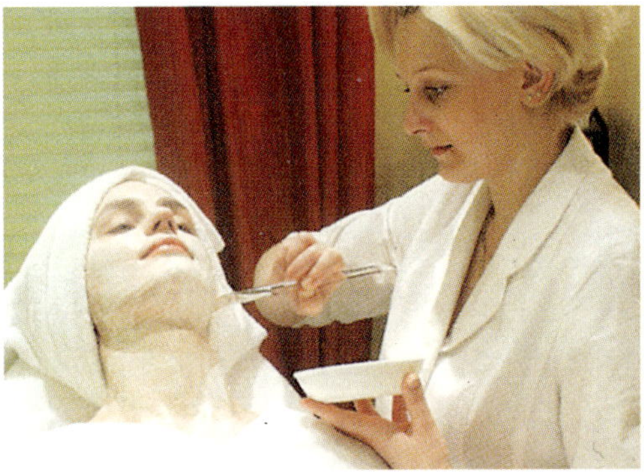

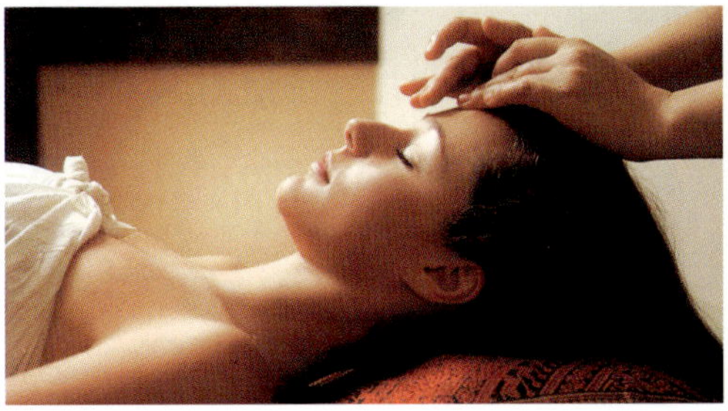

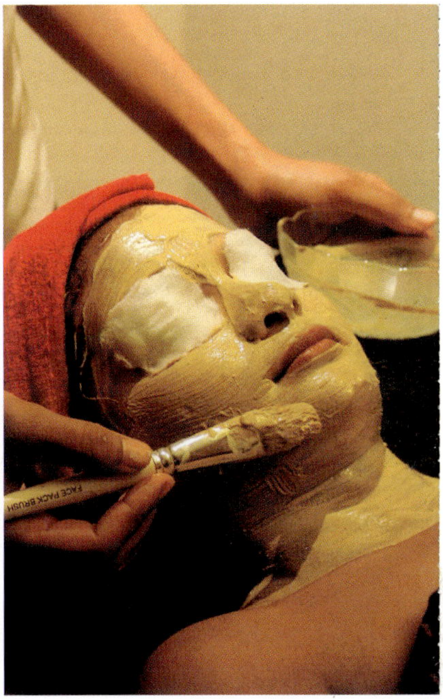

하지 않는다.

b. 저혈압이나 고혈압이 있는 사람은 주의한다.

c. 임신부에게는 전류기기를 사용하지 않는다.

d. 알레르기가 있는 재료는 사용 금지하며 해초에 있는 요오드나 다른 알레르기가 발생 가능성이 있는 재료는 주의를 요한다.

e. 부종, 감염, 염증, 모세혈관 확장증이 있는 피부

f. 기타 건강이 우려되는 상황인 경우

모든 국소 트리트먼트는 다양한 방식으로 결합될 수 있다. 많은 관리들이 하이드로테라피와 함께 접목될 수 있다. 예를 들어, 국소 부위를 사용하든 전신관리를 하든지 머드를 사용하는 것은 웨트룸 환경하에서 비시 샤워를 사용할 수 있기 때문에 제거하기가 쉽다. 해초나 머드 그리고 랩핑을 이용한 국소 트리트먼트는 똑같은 재료와 랩핑을 사용하기 때문에 전신관리에도 쉽게 적용할 수 있다.

(4) 안티스트레스 트리트먼트(anti-stress treatment)

안티스트레스 트리트먼트는 근육에 통증이 있거나 젖산이 생기는 부분을 관리

하는 것이다.

스트레스를 해소시키는 트리트먼트는 매우 인기가 있으며 최적의 효과를 위해서는 트리트먼트시 지켜야 할 것들이 있다. 안티스트레스 트리트먼트는 단독으로 시술할 수도 있고 다른 국소 트리트먼트 또는 전신 트리트먼트와도 함께 시술할 수 있다. 시술 과정은 셀룰라이트 트리트먼트와 대부분 유사하다. 이 트리트먼트는 근육의 긴장과 스트레스를 해소하고 전체적으로 긴장된 부위들을 편안하게 해주는 데 그 목표가 있다. 대개 이 트리트먼트는 목과 어깨, 허리 부위를 중심으로 많이 시술한다. 또한 무릎과 팔꿈치까지도 포함하기도 한다. 종종 안티스트레스 트리트먼트는 골절을 입었을 때에도 사용된다. 초기의 붓기가 가라앉고 난 후에 안티스트레스 트리트먼트를 할 수도 있으며 쿨링 트리트먼트만을 해야 하기도 한다. 반드시 사전에 의사의 동의가 이루어져야 한다.

① 시술방법

a. 베드에 담요, 시트, 타월, 호일을 깔아 준비한다. 만일 각질제거 관리를 한다면 비닐랩도 깔아야 한다. 호일의 크기는 관리 부위의 크기에 따라 달라진다. 한 번에 한 곳 이상을 관리할 수도 있다.

b. 드라이 브러시 관리나 각질제거 관리를 한다.

c. 안티스트레스에 효과적인 앰플, 에센셜 오일이나 로션을 사용한다.

d. 해초, 머드 또는 다른 마스크가 적용되며 고객에게 호일로 랩핑을 하고 시트, 담요 등을 덮은 후 15~20분 동안 휴식을 취하도록 한다. 전신관리와 함께 병행한다면 마스크를 전신에 적용하고 호일로 랩핑을 하고 시트와 담요를 덮어 30분간 휴식을 취하도록 한다.

e. 호일과 제품을 제거하고 나면 전신 관리의 경우 샤워를 하는 것이 좋다. 호일을 걷어내면 고객은 한기를 느끼기 때문에 샤워기 앞에서 호일을 벗도록 하는 것이 좋다. 부분 관리만을 했다면 핫 타월이나 해면을 이용하여 닦아내는 것이 간편하다.

f. 발열 제품이 사용되었다면 관리 부위에 쿨링 제품을 적용한 후 마무리 보디 로션이나 크림을 바른다. 그러나 전신에 쿨링 제품을 적용해서는 안 된다.

② **금기사항**

- 부종, 감염, 염증이 있는 피부
- 골절의 경우 의사의 동의를 얻어야 한다.

(5) 바스트 트리트먼트(bust treatment)

바스트 트리트먼트는 대부분의 20대 이상 여성이나 임산부에게 좋은 트리트먼트이다. 수유모에게는 적용해서는 안 되지만 수유 후에는 가슴에 탄력을 주는 데 매우 유용한 관리이다. 고객들은 부끄러워하는 경우에는 먼저 집에서 제품을 사용하는 것을 시작으로 한 후 트리트먼트에 익숙해지고 나면 스파에서 관리를 받는 것이 좋다.

바스트 트리트먼트의 목표는 가슴 부위의 피부를 부드럽게 하고 순환 촉진과 함께 흉근 강화에 효과적이다. 트리트먼트를 일정 횟수 지속하다 보면 피부의 탄력이 개선될 것이다. 바스트와 셀룰라이트 트리트먼트의 경우 원하는 효과를 얻기 위해서는 더 잦은 트리트먼트와 성실한 노력을 요한다. 일주일에 두 번씩 6~12주 관리를 하는 것이 바람직하다. 또한 바스트 트리트먼트는 가슴 확대 수술 이후에 수술 부위를 부드럽게 관리하고 주입물을 유연하고 자연스럽게 하기 위한 관리로 매우 적합하다. 수술 전에 하기에도 매우 좋다.

① **시술방법**

a. 베드는 담요, 시트, 타월, 호일을 깔아 준비한다. 만일 각질제거관리를 한다면 비닐랩도 깔아야 한다. 또한 단계마다 가슴을 덮어 둘 핸드 타월을 준비한다.
b. 드라이 브러시 관리는 보통 하지 않는다. 가볍고 빠른 각질제거가 적합하다. 아주 간단한 각질제거 과정을 시술하며 시간은 매우 단축하여 1~2분 내에 끝내도록 한다. 각질제거제는 해면과 따뜻한 물로 씻어낸다.
c. 트리트먼트 제품에 따라서 매우 큰 차이가 날 것이다. 만일 제품이 겔 타입이라면, 작은 볼(bowl)에 겔을 넣고 적용 전에 가슴에 한기를 발생시키지 않도록 따뜻하게 해야 한다. 겔, 앰플 또는 다른 재료를 마사지 크림과 섞어서 5~7분 정도 마사지한다. 섬세한 부위에는 강한 느낌을 주지 않기 위해 가끔 발열제품과 쿨링 제품을 섞어 사용하거나 트리트먼트 제품을 적용하고 난 후 마사지

한다.

d. 마스크를 데콜테와 가슴 부위에 적용한다. 마스크는 해초나 머드, 석고가 좋다. 유두는 티슈나 솜, 거즈로 가려둔다. 바스트 부위는 랩핑을 하거나 호일로 덮어주고 15~20분 동안 휴식을 취할 수 있게 한다. 전신 트리트먼트나 다른 국소 트리트먼트도 동시에 시술한다면 바스트 부위에 마스크를 적용하고 난 후, 팔, 가슴, 배 부위도 랩핑을 한다. 등 부위에 마스크를 한 후 적용하기도 한다.

e. 제거를 할 때에는 전신관리의 경우 샤워를 하는 것이 가장 좋다. 바스트 트리트먼트만을 시술한다면 호일을 걷고 바스트 부위를 핫 타월로 빠르게 닦아내는 것이 좋다. 다시 타월로 덮어둔다.

f. 트리트먼트에 발열 제품이 사용되었다면 아주 적은 양의 쿨링 제품을 적용한다. 마무리 로션이나 크림을 바른 후 잘 마사지해 준다. 가슴 부위를 덮고 필요하다면 나머지 전신 부위를 끝내도록 한다.

***** 참고**

유두 부분은 트리트먼트 전 과정에서 접촉을 피해야 하며 마스크를 하는 동안에는 티슈나 솜으로 가려야 한다. 바스트 부위의 모든 움직임은 가슴을 흔들지 않고 동작을 강화하기 위해 두 손으로 번갈아 휘어잡는 동작으로 관리한다. 동작은 탄탄하게 하며 8회 정도의 원형 동작이 적합하다. 가슴 부위는 트리트먼트 동안에 가능한 많이 덮어두도록 한다.

② 금기사항

- 수유 중인 경우
- 부종, 감염, 염증이 있는 피부
- 수술 직후에는 의사의 동의를 얻어야 한다.
- 유방암 등의 질병이 있는 경우

(6) 등 트리트먼트(back treatment)

스트레스가 많은 현대인들이 가장 선호하는 부분 관리 중 하나이며 위축된 등 근육을 풀어주며 신경을 이완시켜 주는 관리방법이다. 여드름 흉터가 있는 등이나 노출된 옷을 입을 경우에 특히 유효한 관리이다.

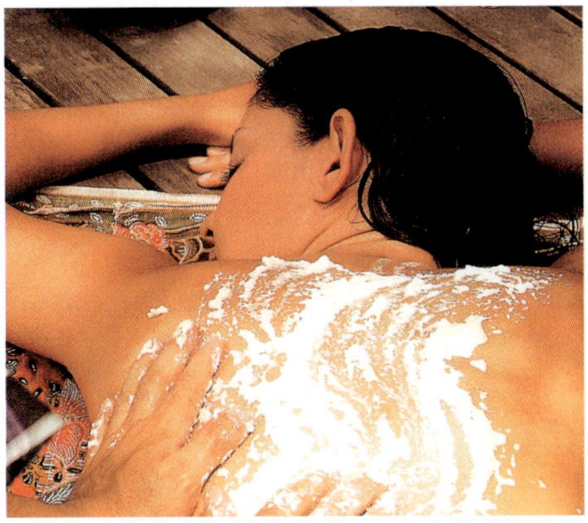

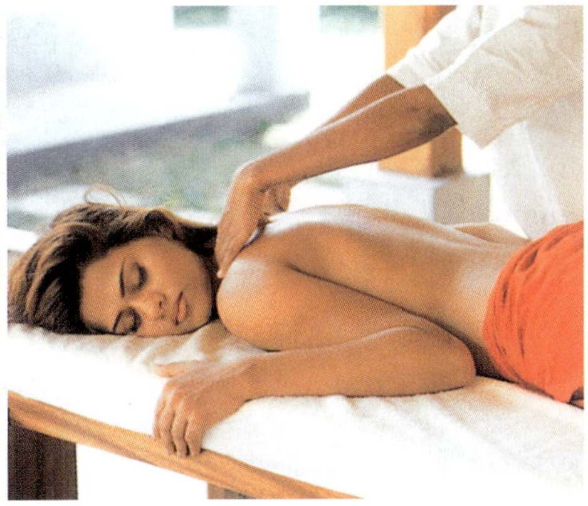

① 효과

a. 딥클렌징으로 과도한 각질 세포를 제거한다.

b. 과도한 피지를 제거하고 코메돈과 농포를 제거한다.

c. 등에 보습을 주고 피부 톤을 맑게 한다.

d. 스트레스를 줄이고 릴렉싱 효과를 준다.

e. 목, 어깨, 등과 허리 근육의 긴장을 해소한다.

② 시술방법

a. 베드는 담요, 시트, 타월, 호일 또는 비닐랩을 깔아 준비한다.

b. 등을 깨끗이 클렌징하고 드라이 브러시 관리를 한다. 관리 부위를 클렌징하고 나면 핫 타월로 닦아서 등이 각질 제거 관리를 위해 준비가 되도록 한다.

c. 선택된 각질제거제를 적용한다. 등 부위는 약간 강한 관리를 해도 괜찮다. 가능하다면 스티머 또한 클린징과 각질 제거 단계에 함께 사용할 수 있다.

d. 각질을 제거하고 난 후에는 밑에 깔았던 비닐랩을 제거한다. 그리고 코메돈과 농포를 압출한다. 그 부위는 살균을 하는데 사용 금기사항에 해당되지 않는 한 고주파 기계를 이용할 수 있다. 등 부위의 관리 금기 사항은 페이셜 관

리와 동일하다.

e. 해당 부위를 살균한 후에는 앰플, 로션, 세럼이나 에센스 등의 특별한 트리트먼트 제품을 사용할 수 있다. 그리고 마사지는 긴장되고 스트레스 받은 곳을 중심으로 약 10~15분 정도 한다.

f. 머드나 해초와 같은 마스크를 적용하여 비닐랩이나 호일로 등을 감싼다. 클레이 베이스 마스크는 노폐물과 피지를 빼주는 데 도움이 된다. 또한 해초와 머드 마스크를 결합하여 사용하기도 한다. 랩핑을 한 뒤 시트와 담요로 덮어주고 난 후 약 15~20분 동안 휴식을 취하도록 한다. 등 관리와 함께 전신관리도 할 수 있지만 등 관리는 단독으로 많이 시술한다.

g. 호일을 제거하고 나면 샤워를 하거나 닦아서 제거할 수 있다. 닦아서 제거한다면 핫 타월이 고객에게 편안한 느낌을 선사하기 때문에 가장 적합하다. 오일이 옷에 묻지 않게 하기 위해 마무리는 로션이나 크림으로 하고 마무리 파우더를 적용하며 트리트먼트를 끝낸다. 등 부위에 트러블이 있는 부분이 있는 경우 일주일에 한 번씩 하는 것이 바람직하다.

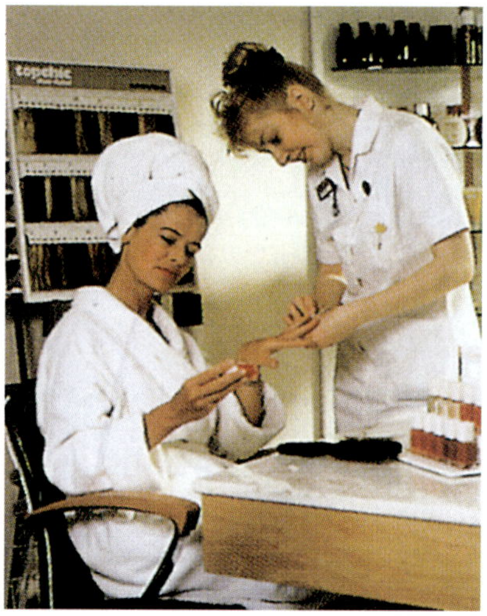

③ 금기사항

- 부종, 감염, 염증이 있는 피부
- 살균을 위해 고주파 기계를 사용할 계획이 있는 경우, 심장에 문제가 있는 사람
- 30~45분 동안 엎드려서 누워 있을 수 없는 사람

(7) 스파 매니큐어/페디큐어(spa manicure/pedicure)

스파 매니큐어와 페디큐어라 하면 몇 가지 과정이나 제품이 첨가되는 것을 제외하고는 보통 일반적인 매니큐어나 페디큐어와 유사할 것이다. 다음 트리트먼트인 손과 팔, 발과 다리 트리트먼트도 실제적 네일 케어 과정이 없다는 것을 제외하고는 기

본적으로는 동일하다고 볼 수 있다. 손과 발이라는 용어는 팔과 다리, 팔꿈치, 무릎까지를 의미한다.

시간을 더 연장시키지 않으면서도 일반적인 네일 케어 서비스에 특별한 관리가 첨가되는 이상적인 매니큐어, 페디큐어 관리이다. 약 15~30분이면 서비스를 적용한다. 스파가 첨가되면서 미네랄화 작용을 시키고 각질을 제거하며 피부, 큐티클, 네일에 유연화와 컨디셔닝 작용을 가져다준다. 미네랄화는 네일 강화에 대단한 효과가 있다.

① 시술방법

a. 손과 발을 세정하고 살균한다.

b. 왼쪽 손과 발부터 시작하며 먼저 네일 폴리시를 제거한다.

c. 왼쪽 손톱과 발톱을 줄로 다듬고 손과 발을 핸드 바스와 풋 바스에 담근다. 아로마테라피 바스 겔이나 에센스를 물에 넣어도 된다.

d. 오른쪽 손, 발도 b, c단계와 동일하게 관리한다.

e. 오른쪽 손과 발이 바스 안에 있는 동안 왼쪽 손과 발은 각질제거 관리를 할 수 있다. 솔트나 보디 폴리시를 이용하도록 하며 손, 발에 스며들어 각질을 분해하는 효소는 사용하지 않도록 한다. 소금을 씻어내고, 큐티클 용해제로 큐티클을 제거한다.

f. 오른쪽 손, 발도 e단계와 동일하게 관리한다.

g. 큐티클에는 큐티클 오일을 적용하고 손과 발에는 마사지 오일을 적용한다. 3~5분 동안 마사지를 하고 오른쪽도 동일하게 관리한다.

h. 손과 발에 해초나 머드 마스크를 적용하고 비닐랩이나 호일로 랩핑을 한다. 필요시 세럼, 로션이나 특별한 트리트먼트 등이 마스크를 적용하기 전에 적용될 수 있다. 마스크는 10~15분 동안 적용 후 닦아낸다.

i. 마무리 로션이나 크림으로 마사지를 하고 손톱 아래에는 오일이나 해초 잔여물이 남아 있어서는 안 된다.

j. 네일에는 베이스 코트를 적용하고 컬러는 두 번 바른 후 탑 코트를 바르고 나서 건조시킨다.

② **금기사항**

- 진균이나 다른 손, 발톱 질환이 있는 경우
- 열린 상처가 있는 경우
- 부종, 감염, 염증이 있는 경우

(8) 스파 메이크업(spa make-up)

스파의 프로그램을 마친 후 마무리 손질의 하나로 메이크업을 들 수 있다. 또한 일상의 가벼운 메이크업이나 의상과 분위기에 맞는 특별한 목적의 파티 메이크업, 이벤트 메이크업도 할 수 있다.

메이크업 스테이션에서 파운데이션, 파우더를 바르는 베이스 메이크업과 아이섀도, 아이라인, 아이브로, 마스카라 등의 아이 메이크업과 립스틱, 립클로즈, 립라이너 등의 립 메이크업과 블러셔 등의 서비스 등을 받을 수 있다.

평소에 해보지 않았던 새로운 컬러와 패턴으로 메이크업 서비스를 받을 때 고객의 얼굴 특징에 맞는 메이크업 색조나 기법 등에 대한 조언을 해주기도 하며 최근 유행하는 새로운 트랜드를 소개하기도 한다. 고객은 자신의 습관화된 색조나 화장법에서 벗어나 특별한 느낌으로 메이크업을 시도해 보면서 소개 받은 새로운 패턴에서 다루어지는 상품들을 구입할 수도 있다.

모든 메이크업 제품들은 위생적으로 취급되어야 하는데 여러 사람이 사용하는 브러시나 펜슬 같은 제품들은 가급적 사용 직후 잘 닦거나 털어서 보관하도록 한다. 가능하면 개봉하지 않은 샘플이나 일회용 제품의 사용을 권장한다.

사용한 립스틱은 다른 고객의 입술에 바로 사용해서는 안 되며, 스파튤라에 조금씩 덜어내어 사용한다.

메이크업 스테이션에서의 모든 제품은 깨끗하게 잘 정돈되어 있어야 하며, 조명 또한 고객 스스로 메이크업을 허거나 전문가가 메이크업을 해주기에 편안한 위치와 조도가 유지되어야 한다.

붉고 노란색 빛을 내는 백열등은 따뜻하고 부드러운 느낌을 주고 푸른빛 도는 형광등의 빛은 시원한 느낌이 드는데 형광등과 백열등의 조화로운 배치가 필요하다.

거울은 항상 맑고 깨끗이 닦여 있어야 하며 뜨거운 조명과 더운 실내온도로 메이크업이 지워지지 않도록 실내는 적정온도를 유지하여야 한다.

(9) 헤어 스타일링(hair styling)

스파 프로그램을 받은 후 메이크업뿐만 아니라 헤어 스타일링 또한 고객의 기분을 만족시켜 줄 수 있는 중요한 요소가 된다.

사람마다 머리 모양이 각기 다른데 모발이 젖었을 때 두상의 형태가 가장 잘 나타나므로 스파를 받은 후 머리카락이 젖었을 때 두상과 얼굴형을 잘 고려하여 헤어스타일을 하도록 한다. 얼굴형이 둥근형일 때는 윗머리는 세우고 옆머리는 붙여 전체적으로 길어 보일 수 있도록 스타일링하고 네모난 형일 때는 각진 부위가 더 두드러져 보이지 않도록 머리 전체에 볼륨을 주는 것은 피하도록 한다. 긴 얼굴형일 때는 앞머리를 길게 내리거나 앞머리에 볼륨감을 주어 둥근 실루엣이 되도록 한다. 그리고 고객의 체형과 고객의 콤플렉스를 커버할 수 있는 헤어스타일이 되도록 잡아준다면 고객이 일상 속에서 받았던 스트레스는 해소될 것이며 고객의 기분 또한 최상이 될 것이다.

4) 관리후 상담

스파 테라피를 받기 전 상담도 중요하지만 관리 후 고객과의 상담은 무엇보다도 더 중요하다. 고객의 욕구가 얼마만큼 만족되었는지에 따라 고객이 계속 관리를 받을 것인지가 좌우된다. 처음 받은 케어가 만족스러웠다면 고객은 미소를 띠며 상담에 임할 것이다. 또한 고객의 욕구를 좀 더 만족시키고자 한다면 전문화 된 상담기술이 필요하다. 상담자는 전문적인 지식을 갖춰 고객의 문제점에 대해 조언 및 충고로 고객의 마음을 움직여서 해결책을 제시해 줄 수 있어야 한다.

마지막으로 상담자는 다음과 같은 태도를 갖춰야 할 것이다.

첫째, 고객이 무엇을 원하고 어떤 관리를 원하는지를 파악한다.

둘째, 칭찬을 많이 하여 고객의 장점을 이끌어낸다.

셋째, 고객의 잘못된 습관을 납득할 수 있도록 성의 있게 설명해 준다.

넷째, 고객과 상담시 고객이 하는 말에 공감대를 형성할 수 있도록 한다. 즉 고객의 입장이 되어 상담에 임한다.

다섯 번째, 고객이 상담자를 신뢰할 수 있어야 한다.

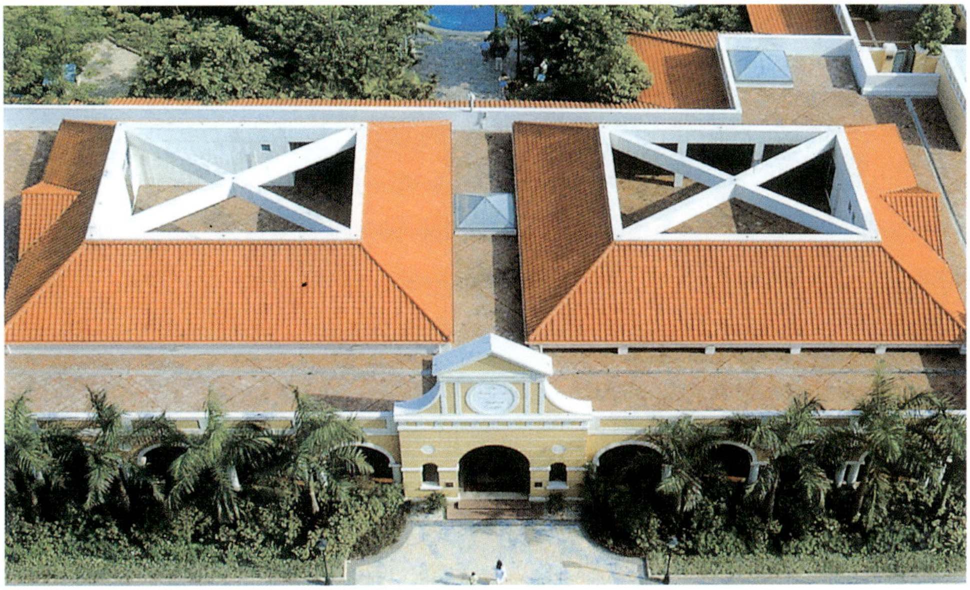

6장
스파의 미래

6.1 국내의 스파 현황

웰빙 트랜드 확산과 맞물려 급속도로 팽창되고 있는 '스파(spa) 산업'. 국내 최초로 2005년 3월 10일부터 13일까지 삼성동 코엑스에서 '2005년 서울 스파 엑스포(SISPA 2005)'가 개최되었으며 대표적인 스파 업체 60여개가 참가해 본격적인 태동 단계인 국내 스파 시장의 현황을 대변한 바 있다. 이에 앞서 1월 22~24일에는 유럽 최초의 스파 박람회(European SPA exhibition)가 모나코에서 막을 올리기도 했다.

수세기에 걸쳐 건강과 미용은 모든 인간의 염원이자 관심의 대상이 되어 왔고, 사회가 현대적으로 변화, 발전하면서 이에 대한 욕구는 더욱 커지고 있다. 광천수와 온천이 스파의 기원이긴 하지만 오늘날에는 이 개념이 현대적인 건강휴양소로 크게 확대되면서 이곳에서 휴식을 취하거나 에너지를 공급, 통증을 완화시켜 주는 인간에게 절실한 모든 요소들을 제공하고 있다. 스파(spa) 공간은 급속히 변화하고 있는 현대 사회에서 새로운 현상과 문화적인 아이템으로 우리에게 다가오고 있으며 이는 단지 질병을 치료하기 위한 공간이 아닌 신체적, 정신적 건강을 위해 다차원적, 유기적 영향력을 바탕으로 한 포괄적 개념이라고 할 수 있다. 휴양지를 중심으로 스파, 온천 리조트들이 경쟁적으로 생겨났으며 심신의 편안함을 기초로 아름다움을 추구하는 살롱들이 최고급 호텔을 비롯해서 고급 에스테틱 숍을 중심으로 확산되고 있다. 웰빙 컨셉에 기초하고 있는 뷰티, 레저, 삶을 총괄하는 용어인 웰니스(wellness) 산업은 케어(care)와 예방(prevention)의 개념을 중심으로 심신이 건강하지 못한 사람의 치료, 관리는 물론 운동과 영양, 휴식을 누리는 모든 행동을 포괄하며 건강식품, 화장품, 피트니스 및 다이어트 등 하위 개념의 산업 영역으로 점차 세분화되고 있다. 웰두잉(well-doing)이나 웰해빙(well-having)이 아닌 웰빙(well-being)을 더욱 선호하는 것이 어찌 보면 현 사회에서 더 바람직한 일일 수도 있다. 웰빙은 어떤 행위나 소유에 근거하는 것이 아닌 존재 자체로서 의미를 추구하는 것이므로 보다 인간 친화적인 동시에 자연 친화적인 의미를 담고 있는 것이다. 웰빙을 표방한 스파 숍이 강남을 중심으로 확산되고 해외 유명 피트니스 체인의 국내 진출이 가속화되고 있으며 요가, 필라테스 등을 가르치는 곳이 확산되는 현상 등 국내에서도 웰빙을 추구하는 이들이 늘면서 웰니스 산업은 날로 번창하고 있다. 남미의 선진형 스파들은 건강한 라이프스타일에 필요한 영양식단, 피트니스 활동, 의료적인 검진, 행동양식에 대한 카운슬링, 영양교육, 스트레스 관리, 총체적 건강, 운동요법, 정신적 성장 등과 같은 우리에게 필요한 것들을 제공하고 고객의 특성에 맞는 차별화된 관리를 통하여 고객의 심신의 건강을 증진시켜 삶의 행복을 되찾을 수 있도록 하는 전문적인 관리를 하고 있는 것이다.

현재 국내 스파 산업의 현황은 외국과 비교해 지극히 발전초기 단계라고 할 수 있으므로 비교적 스파 산업이 잘 정착되어 있는 남미, 오스트리아, 태국, 인도네시아의 규모, 시설과 프로그램을 중심으로 국내의 현황 등과 비교 분석한다면, 추후 한국 실정에 맞는 스파 상품과 프로그램의 기초자료를 제공, 개발할 수 있을 것이다.

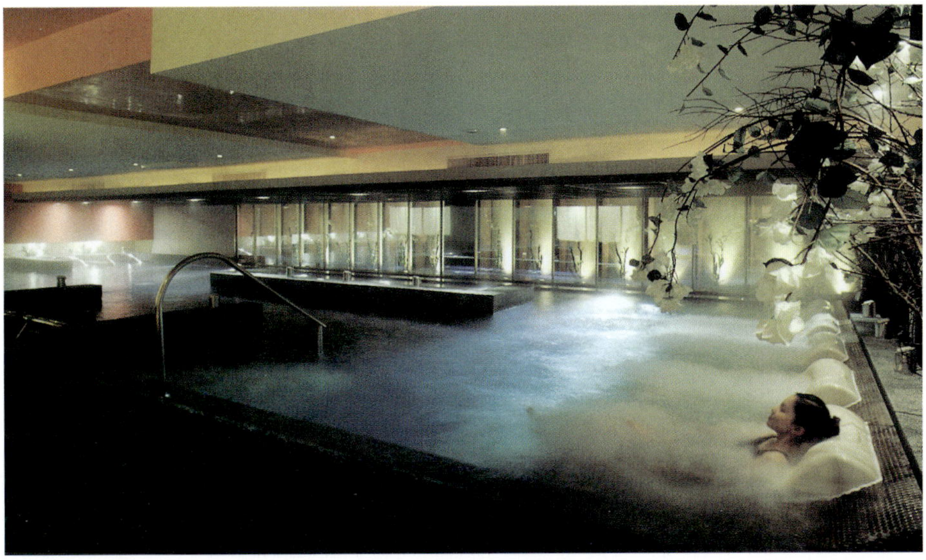

6.2 한국적인 스파의 개발 방향

가장 한국적인 스파 프로그램과 독창적인 마사지테라피를 비롯하여 원료, 제품의 개발로 아시아 지역 더 나아가서는 전 세계 스파 시장의 이정표가 될 수 있는 전략이 뒤따라야 할 것이다. 첫째 한국의 전통원료를 이용한 보디 스크럽제와 마사지 오일, 향료와 화장품, 마사지 도구의 개발 등이 그 초석이 되어야 한다. 둘째 황실의 여인들을 비롯하여 내시와 궁녀, 기녀들의 역사적 자료를 토대로 한 목욕과 미용비법을 그 연구과제로 들 수 있다. 게다가 전통적인 가옥의 문양을 살린 스파 인테리어와 스파테라피스트들의 유니폼도 한복의 선과 활동성을 살린 디자인이 도입되어야 한다.

최근 우리나라는 스파 프로그램들이 메디컬 컨셉 및 호텔 부대시설과 연계되어 테라피와 스파가 결합된 전문센터의 형태로 급속하게 생겨나고 있다. 이제는 더 이상 스파의 개념이 초호화층의 사치성 라이프스타일로 오인되어서는 안 되기 때문에 외형적 고급스러움만을 추구하기보다는 '도시형 스파 공간' 또는 '데이 스파'의 형태를 발전시켜서 도심에 존재하지만 자연친화적인 요소들을 많이 도입하여 바쁜 현대인들이 점심시간이나 퇴근 이후와 같은 여가시간에 이용할 수 있도록 계획되어야 하고 스파를 이용하는 대상에 맞는 컨셉과 분류, 메뉴의 개발, 운영 문제까지 고려되어야만 한다.

강신옥 외(2004). 살롱트리트먼트. 훈민사.

강신옥(2005). 고주파요법이 성인비만 여성의 체형관리에 미치는 효과.

김명숙(2001). 피부관리학 이론과 실제. 현문사.

김민선(2002) 스포츠 마사지가 비만자의 지질대사에 미치는 효과. 용인대학교 교육대학원.

김민형(2004). 운동후 스포츠 마사지가 혈중 젖산 농도 변화에 미치는 영향. 우석대학교 교육 대학원.

김성중(2003). 림프부종. 정담미디어.

김춘자 외(1999). 발관리학. 청구문화사.

문선혜(2004).음악치료의 이해와 적용에 관한 연구. 중앙대학교 교육대학원 석사논문.

센스있는 여성들의 알뜰살뜰 찜질방 스파. Spa life. June. 2005. Vol. 1. p.61.

아라비안 왕실의 품격을 그대 품안에 Madinat Jumeirah, Six Senses spa. Spa life. 2006. 1월 p35, 36.

온 몸으로 느끼는 목욕효과, 상상 그 이상. Spa life. July. 2005. Vol. 2. p.89.

이성옥 외(2003). 발관리학 .정담미디어.

이은미(2003). 아쿠아 마사지. 한국피부미용관리사협회 제4회 학술연구 및 임상 발표회집.

임이진(2003) Spa life. 월간 호텔 & 레스토랑 출판부.

장밋빛 미래 그려가는 중국 스파 산업. 편집자 주. Spa life. 2006. 1월 p.62.

정통 딸라소테라피의 치유 방식과 효과. Spa life. August. 2005. Vol. 3. p.24.

채순님 외(2004). 피부미용기기학. 정담미디어.

최미경(2001). 스파해외소식. 에스테틱월드. 겨울호. p.218.

7성급 호텔서 느끼는 럭셔리 스파의 감동. Burj Al Arab, Assawan Spa, Spa life. 2006. 1월. p.29.

A paragon of excellence. www.andanaspa.com. Asia Spa. september, October. 2005. p42, 48.

Andana Spa. www.andanaspa. com. Asia Spa. september, October. 2005. p.162.

Ann Hagman. 1991. Adkom Media Group. Aesthethics for the therapist.

Aqua Day Spa at the Sheraton Saigon hotel and towers. Asia Spa. september, October. 2005. p.167.

Dr. Bobor 스파가이드. Arminius spa. World of Spa Beauty & Wellness Resorts. 2000. p.18.

Dr. Bobor 스파가이드. Beauty Souna Peize. World of Spa Beauty & Wellness Resorts. 2000. p.99.

Dr. Bobor 스파가이드. Henlow Grange. World of Spa Beauty & Wellness Resorts. 2000. p.85.

In terms of yoga, this was roket science.www.mandarinoriental.com. Asia Spa. November, December. 2005. p.56.

Infinite horizon. Manse Georgette Beach at Lemuria on Praslin. Asia Spa. November, December. 2005. p.92.

James H. clay & David M. Pounds(2003). Basic Clinical Massage Therapy:

Interating Anatouj and Treatment.

Jumbo view. www.cafedecogroup. com. Asia Spa. November, December. 2005. p.128.

Jun Spa, a soul escape. Asia Spa. september, October. 2005. p.141.

Kick back in cape town. Spa destination. Asia Spa. November, December. 2005. p.109.

Outside the city. AsiaSpa. www.Shangri-la.com. september, October. 2005. p.90

Plateau. Asia Spa. september, October. 2005. p.131.

Pure paris. Chiang rai. Asia Spa. september, October. 2005. p.105, 112.

Santewinelands Hotel and wellness centre. www.santewellness centre.co.za. Asia Spa. November, December. 2005. p.113.

Sense of touch : Luxurious boutique spas in Hong Kong. p.162.

Step inside Prana Spa at the Villas. The Villas Bali Hotel. Asia Spa. september, October. 2005. p.154, 155.

Sundance spa. www.spakorea.com. whirpool bath. p.10.

The spa at Mandarin Oriental, Macau. Asia Spa. september, October. 2005. p.140.

Urban spa Hyatt regency hotel. www.mumbai, regency, hyatt.com. Asia Spa. November, December. 2005. p.126.

Urban Spa main your equilibrium in the city. Asia Spa. November, December. 2005. p.41.

Urban spa. Le royal meridien mumbai. www.leroyalmeridien-mumbai.com. Asia Spa. November, December. 2005. p.126.

Urban Spa. oriental beauty. www.orientspas. com. Asia Spa. November, December. 2005. p.46.

Urban Spa. www.fourseasons.com. Asia Spa. November, December. 2005. p.42.

Vasudeva Institute of Panchakarma Ayurveda Manual. 2003.

Vasudeva Herbal Research Center Trivandrum Kerala India. 2001.

We are not just a feel-good experience, we're a healing entity. ST gregory spas. www.stgregoryspa.com. Asia Spa. November, December. 2005. p.105.

Western cape hotel & spa. www.carhire3000.com. Asia Spa. November, December. 2005. p.115.

웹사이트

www.allonge-m.com

www.adkom.com

www.asiaspa.com

www.Ayurveda.com

www.gurukulretreat.com

www.indovacation.com

www.Pankajalcasthuri.com

www.rajapark.com

www.rasoval.com

www.soundbed.co.kr

www.zenspaoys.com